L'ŒIL

Coulommiers. — Typog. Albert PONSOT et P. BRODARD.

L'ŒIL

NOTIONS ÉLÉMENTAIRES

SUR LA

FONCTION DE LA VUE ET SES ANOMALIES

PAR LE

Dʳ GIRAUD-TEULON

Membre de l'Académie de Médecine, Membre de la Société de Chirurgie,
Ancien élève de l'Ecole polytechnique.

DEUXIÈME ÉDITION

REVUE ET CORRIGÉE

PARIS

LIBRAIRIE GERMER BAILLIÈRE ET Cⁱᵒ

108, BOULEVARD SAINT-GERMAIN

Au coin de la rue Hautefeuille

—

1878

AVANT-PROPOS

Il existe toujours dans le trop vaste domaine
ouvert au médecin praticien général, quelque
département plus ou moins négligé, suivant
l'homme et ses études ou prédilections particulières. Mais de tous ces départements dans lesquels se subdivise l'ensemble des connaissances
exigées du médecin, aucun n'a des limites aussi
nettement tranchées, une ligne de démarcation
plus accusée que le district de l'ophthalmologie.

Cet état de choses est également funeste au
public d'abord, au médecin général en second
lieu, enfin au spécialiste lui-même. L'oculistique
a tout à gagner à ce que ses arrêts puissent être
compris du grand nombre, et partant soient dis-

cutables. La science perd à n'avoir pour interprètes que des oracles.

Cette pensée nous a conduit à descendre un degré encore dans l'œuvre de vulgarisation spéciale que nous poursuivons depuis quinze années. Dans nos publications précédentes, nous avions eu pour objet de mettre les principes de l'ophthalmologie scientifique moderne à la portée du public de nos écoles [1]. Nous nous proposons aujourd'hui de rendre le même office au praticien général auquel manquent, et les connaissances géométriques indispensables au maniement journalier de ces problèmes, et le temps requis pour les acquérir.

Il est nécessaire que le médecin des familles soit initié à ces questions de tous les jours. Le développement rapide des sociétés modernes assigne chaque jour un rôle plus important à l'instrument premier de nos relations avec le monde extérieur, à l'appareil de la vue ; or, le premier organe du travail du civilisé, c'est l'œil appliqué aux objets rapprochés.

Eu égard à cet intérêt considérable, en même

----

1. *Précis de la réfraction et de l'accommodation de l'œil.*

temps qu'au médecin de la famille nous avons destiné, dans notre pensée, cet ouvrage, non pas aux gens du monde, en général, mais aux professions ou fonctions appelées à le mettre en pratique, ou rendues aptes par les connaissances premières qu'elles supposent, à en vulgariser à leur tour les principes. Aussi espérons-nous que sa lecture ne pourra qu'être profitable aux ingénieurs, architectes, officiers des armées de terre et de mer, artistes, professeurs ou chefs quelconques au département de l'Instruction publique.

La première édition répondait en cela à un appel fait par cette administration ; nous visions en la donnant l'invitation adressée par M. le ministre de l'instruction publique aux hommes de bonne volonté, de préparer les éléments d'une science pratique et familière de l'hygiène dans l'intérêt des classes auxquelles manque le savoir, mais non le désir d'apprendre.

Pour répondre à un objet semblable, Ch. Bell publia jadis en Angleterre un court, mais bien remarquable exposé de physiologie sous le titre simple et peu ambitieux : *La main ; the Hand.*

Notre cadre, à nous, occupera moins de surface encore; mais c'est une surface, on le sait, qui suffirait à nourrir bien des volumes. Nous n'en tirerons que cent pages, à peine un chapitre de l'ouvrage général réclamé par l'honorable M. Duruy. Que chacun cependant en fasse autant dans sa ligne, et les vues du digne chef de l'enseignement public en France se trouveront promptement accomplies.

1. La triste période historique que nous avons traversée depuis 1867 ne nous donne le droit, ni le désir de modifier en rien ce dernier alinéa. Sous le rapport d'un dévouement sincère, quoique illusoire, au progrès de l'enseignement public, le ministre qui s'y trouve nommé, ne le cédait en rien à aucun de ceux qui, depuis un demi-siècle jusqu'à ce jour, ont eu l'honneur d'occuper ce haut poste.

L'ŒIL

PREMIÈRE PARTIE

NOTIONS GÉNÉRALES SUR LA PHYSIOLOGIE DE L'ORGANE

I

DE L'ŒIL COMME INSTRUMENT D'OPTIQUE.

L'œil est une chambre noire. — Du centre de similitude. — Des lignes de direction visuelle ; du centre de projection sensorielle. — De la nature du sens de la vue ; principe de l'extériorité. — Manifestation de cette propriété par les phosphènes. — Définition du mot : *voir*. — Comment on voit les objets droits, quoique les images rétiniennes soient renversées. — Du champ superficiel de la vision. — Siége de l'attention visuelle ; de l'axe optique. — De la faculté d'orientation. — Où est le foyer de l'œil lors du repos de l'organe. — Nécessité d'une modification dans l'œil pour la vision des objets rapprochés. — De l'accommodation, ou adaptation de l'œil aux distances. — Siége et mécanisme de l'accommodation. — Du *punctum proximum ;* étendue de l'accommodation. — De l'acuité de la vue ; du *minimum visibile*. — De la portée de la vue. — Des aberrations de courbure et de chromatisme.

§ 1. L'œil est une chambre noire. — On sait, depuis Kepler, que l'œil n'est, comme instrument d'optique, que la chambre obscure des cabinets de physique.

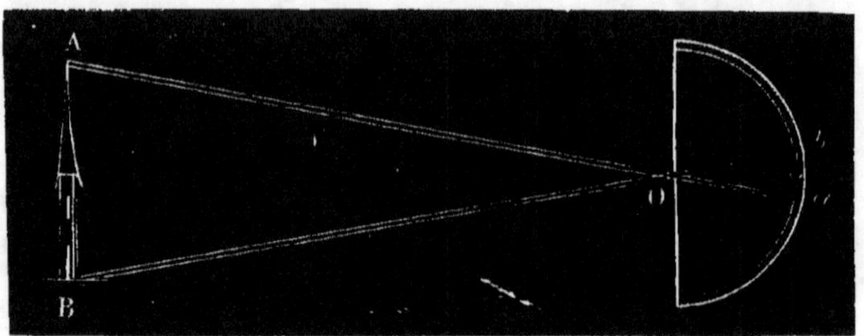

Fig. 1.

L'art de la photographie a de nos jours tellement vulgarisé cet instrument, qu'il servira, mieux que toute exposition, à donner à chacun une idée nette du mécanisme de la vision.

Imaginez : 1° que dans la chambre noire des photographes mise au point pour recevoir l'image d'un paysage, l'écran dépoli sur lequel se dessine l'image (et qui est généralement carré et plan) soit de forme hémisphérique et doué d'une sensibilité d'un ordre particulier (rétine) ; 2° que la lentille objective soit formée, comme celle des microscopes, de l'association de deux lentilles juxtaposées (doublets) (cornée associée au cristallin), et vous aurez une représentation exacte de l'œil au repos, c'est-à-dire de l'œil recevant sur sa rétine l'image nette des objets éloignés.

Représentation d'ailleurs tout à l'avantage de

l'organe vivant : la qualité de la lentille, la forme appropriée (hémisphérique) de l'écran, font que, dans l'œil, tous les points de cet écran sont au foyer même de la lentille ; sa surface entière est une surface focale. Aussi n'y observe-t-on point ces déformations si choquantes des images à leur périphérie dont aucune chambre obscure inorganique n'a encore été délivrée.

§ 2. Du centre de similitude. — De cette parfaite similitude des images avec les objets qui les dessinent, les géomètres ont conclu que, pour l'œil, comme pour toute chambre obscure, et mieux même que pour celle-ci, toutes les lignes droites que l'on pourrait mener, par la pensée, d'un point quelconque extérieur à son correspondant dans l'image, se croiseraient en un même point.

Ce point a reçu le nom de centre optique [1].

§ 3. Des lignes de direction visuelle ; du centre de projection sensorielle. — D'autre part, quand nous regardons un ensemble d'objets placés devant nous et que nous voulons atteindre l'un d'eux, soit par le toucher, soit médiatement

1. Les écoles Française et Allemande emploient aujourd'hui ce mot dans un sens différent ; pour éviter tout malentendu, nous lui substituons celui de centre de similitude géométrique.

au moyen d'un projectile, notre conscience géométrique n'hésite pas ; le but est exactement atteint.

Or, comme il n'y a entre ces objets et nous d'autre intermédiaire que la réaction de l'écran sensible (rétine) contre l'ébranlement local apporté par le pinceau de lumière, nous devons conclure que cette réaction sensorielle crée en nous l'idée de l'extériorité de l'objet excitant, et en même temps fait naître la notion de la ligne droite qui le joint au point correspondant de la rétine. L'écran ou rétine est en effet le premier des éléments organiques que rencontre la lumière, et que l'on trouve doué d'une organisation en rapport avec le rôle accompli. Cet organe offre même à l'observation anatomo-physiologique une couche particulière dans la constitution de laquelle on ne peut s'empêcher de localiser les qualités de direction sensorielle. C'est la couche des bâtonnets (membrane de Jacob) qui constitue un tapis ou mosaïque de petits cylinques extrêmement délicats implantés perpendiculairement sur la sphère et représentant *matériellement* les directions visuelles ou axes secondaires de la réfraction, correspondant à chaque diamètre de la sphère extérieure. Voyez fig. 2.

Une seconde conclusion de la même observation, c'est que toutes ces lignes droites de projection sensorielle ou de direction visuelle, se croisent également en un même point, et que ce point n'est autre que le centre de similitude.

De la nature du sens de la vue.

§ 4. **Principe de l'extériorité**. — Il suit de là que la sensation spéciale, attribut de la rétine,

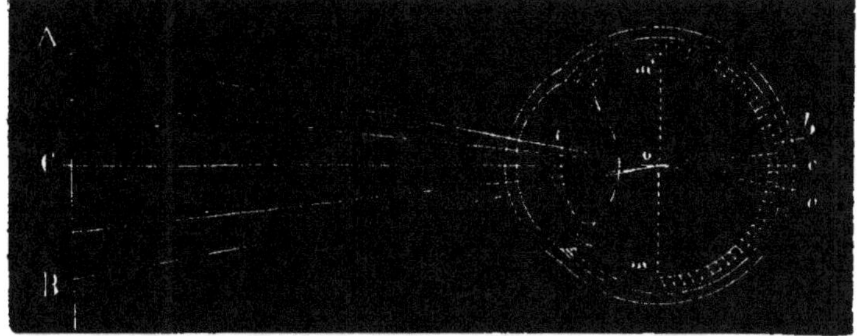

Fig. 2.

La surface hémisphérique *m b c a m'* est anatomiquement constituée par une réunion de petits éléments cylindriques de 3 millièmes de millimètre d'épaisseur environ, formés de substance nerveuse, et dont la direction est celle même de la perpendiculaire ou normale à leur surface commune. Telle est la couche la plus externe (membrane de Jacob) de la rétine ; c'est celle qui reçoit l'image. Quand un bâtonnet, le point *b*, par exemple, est sollicité d'une manière quelconque (lumière ou contact phosphénien), il ne *sent* pas en *b*, mais en *B*, quelque part sur la direction *ob* prolongée hors de l'œil, et exclusivement sur cette direction.

o est le centre et aussi (§§ 1 et 2) le point où se croisent toutes les lignes de direction visuelle. L'enveloppe blanche extérieure représente la sclérotique faisant suite à la cornée transparente. Le périmètre noirci, la choroïde et l'iris (uvée). Couche interne, la rétine, réduite (dans la figure) à la couche des bâtonnets.

n'est pas une sensation de tact, de toucher : c'est une sensation particulière, *sui generis*, qui crée, dépose dans le sensorium l'*idée*, la *notion* de la situation *extérieure* de l'objet auquel elle est due (*outness*, Porterfield ; *extériorité*, Serres d'Alais), et de la direction déterminée de cet objet dans l'espace.

§ 5. Manifestation de la propriété d'extériorité par les phosphènes. — Pour nous représenter ce genre d'activité spéciale, provoquons, en frottant légèrement avec le doigt, un point de la région postérieure du globe oculaire, la manifestation du phénomène qui a reçu le nom de « *phosphène* » ; nous y reconnaîtrons deux éléments distincts : 1° la sensation commune du contact de notre doigt avec les enveloppes de l'œil ; 2° la sensation *spéciale* éprouvée par la rétine, à savoir : l'apparition d'un petit anneau lumineux, *hors* de l'œil et sur la direction prolongée de celui des diamètres de l'organe qui passe par le point excité (ligne de direction visuelle).

§ 6. Définition du mot *voir*. — Voir n'est donc autre chose que *sentir* les objets extérieurs *là où ils sont*.

La vue est une sorte de *toucher médiat* impliquant l'idée d'*extériorité* et de *distance*.

§ 7. Comment on voit les objets droits quoique les images rétiniennes soient renversées. — Puisque toutes les directions visuelles se croisent en un même point dans l'œil, que d'autre part, toutes ces directions correspondent à la situation exacte des objets ou de leurs différents points, il est clair qu'à une sensation exacte ou droite de la situation de ces objets doit correspondre un dessin renversé, une image rétinienne inverse.

Ce n'est donc point l'habitude, ni l'éducation, ni les enseignements du toucher immédiat, qui nous font, comme on l'a dit trop longtemps, *voir droit au moyen d'images renversées*. La faculté de voir *droit* est une faculté innée ; son siége ou son organe est dans l'élément rétinien cylindrique et normal à la surface sensible, qui a reçu le nom de bâtonnet, et dont le mode de sentir consiste à reporter ses sensations *en dehors de nous et sur sa direction diamétrale*. Quant au dessin qui est renversé, c'est la géométrie qui le renverse : mais ce n'est pas lui que le sensorium *sent*, c'est l'objet même ; *voir* n'étant autre chose que *sentir* en dehors de soi, à distance.

L'observation des premiers actes de la vie de relation chez les jeunes animaux, l'observation du développement du sens visuel chez les aveugles-nés, après l'opération qui leur donne la vue, concourent également à établir de façon irrécusable :

Que la notion de la *direction* dans l'espace, que la notion de *l'espace* lui-même, sont des produits rétiniens. Sans le secours de la vue ou de ses traces dans la mémoire, plus de conception de la position relative des corps, de leur distance : *la géométrie naît dans la rétine* [1].

§ 8. **Vision en surface**. — De même que tout l'ensemble de l'espace hémisphérique ouvert devant nous est dessiné sur la rétine d'un seul jet, et comme un tableau entier, de même la rétine sent ou *voit* ce tableau d'un seul coup. Ce tableau a reçu le nom de champ superficiel de la vision.

§ 9. **Siége de l'attention visuelle ; de l'axe optique**. — Une région cependant, dans toute

---

1. Les propriétés dont nous venons de montrer la localisation dans la rétine sont innées, avons-nous dit ; ce mot demande explications et réserve ; en nous en servant, nous ne voulons énoncer qu'un fait d'observation et non pas trancher une question philosophique.

En nous servant de ce mot « *inné* », nous voulons dire: *inné dans l'individu*. Le fait est incontestable. Maintenant ces mêmes facultés le sont-elles dans l'espèce, la race, ou la variété? ou bien, au contraire, ont-elles été *acquises* graduellement, par l'éducation, puis la filiation héréditaire, l'évolution organique? Nous laissons à l'avenir la décision d'une question qui, si elle n'est pas résolue encore, trouve du moins dans l'observation de nombreux faits inconnus à nos pères, une justification bien plus en rapport avec le tableau de la nature que l'idée entièrement fermée d'une création de toutes pièces.

cette étendue, est seule très-nettement vue : c'est celle sur laquelle se porte l'attention ; et elle correspond au pôle même de l'œil, point anatomiquement remarquable, connu sous le nom de *macula lutea* ou tache jaune, et particulièrement riche en cônes et autres éléments nerveux.

Toutes les fois que nous voulons avoir une perception parfaite d'un objet, nous devons donc tourner notre œil vers cet objet, c'est-à-dire le mettre en rapport, par sa direction polaire, avec cet objet. Cette direction polaire est désignée aussi sous le nom d'*axe optique.*

Le centre polaire jouit sur tous les autres éléments rétiniens d'une telle supériorité d'activité spéciale que sa lésion anatomique enlève *ipso facto* la faculté de fixer son regard sur un point déterminé. Un sujet atteint de scotôme central (voyez ce mot) ne peut plus reconnaître un objet à distance. Nous appelons l'attention du lecteur sur la valeur physiologique de ce centre de fixation, dont la perte est un des premiers méfaits de la myopie progressive.

§ 10. **De la faculté d'orientation.** — Mais pour que ce mouvement puisse avoir lieu sans hésitation, sans tâtonnement, il faut que le sensorium puisse se guider, se diriger dans ce tableau et passer d'un objet à l'autre par le plus court che-

min, ou dans telle ou telle direction déterminée.
Or il ne le peut qu'en vertu de cette faculté dont
jouit l'œil de voir tout ce tableau dans son entier,
d'un seul coup, et sans laquelle il ne pourrait
saisir les rapports de situation relative des objets.
La *faculté de s'orienter* dérive donc précisément de
la propriété qu'a la rétine de saisir instantanément toute l'étendue de l'espace [1].

§ 11. **Où est le foyer de l'œil lors de l'état
de repos de l'organe.** — L'homme et un grand
nombre d'animaux supérieurs ont la faculté de
voir nettement à l'horizon. Dans cette condition,
la vue exacte a lieu sans efforts et par l'effet de
la seule puissance de réfraction, qui correspond
à la structure même des milieux transparents de
l'organe (réfraction statique ou passive).

Les rayons qui viennent frapper la cornée sont
alors dans le parallélisme, et l'œil représente exac-

1. Un œil réduit à la vision *centrale* est dans la plus
grande perplexité pour se diriger ; il est dans le cas d'un
astronome dont le télescope serait dépourvu de la lunette
additionnelle nommée « le chercheur ». Pour découvrir
un astre dans l'étendue de la sphère céleste, il faut pouvoir embrasser d'un seul coup toute la région du ciel où
l'on sait qu'il se trouve, chose presque impossible au
moyen du télescope dont le champ superficiel est extrêmement limité. On y arrive, au contraire, aisément au moyen
du chercheur qui possède un champ de vision beaucoup
plus étendu, et dont l'axe est parallèle à celui du télescope auquel il est attaché.

tement la chambre noire au moment où l'écran se trouve au foyer même de l'objectif. C'est ce qu'on nomme l'œil *emmétrope*.

§ 12. **Nécessité d'une modification dans l'organe pour la vision des objets rapprochés.** — On sait que si un objet est présenté plus ou moins près de l'objectif d'une chambre noire dans laquelle l'écran se trouve au foyer des rayons parallèles, l'image de cet objet sur l'écran se montre confuse. Pour lui rendre la netteté, il faut éloigner l'écran proportionnellement au rapprochement de l'objet, ou bien, si on le préfère, remplacer le premier objectif par une seconde lentille plus forte, en laissant l'écran à sa place.

§ 13. **De l'accommodation ou adaptation de l'œil aux distances.** — Quand l'homme voit nettement un objet rapproché, que s'est-il passé chez lui, la rétine s'est-elle éloignée de la lentille, comme l'écran du photographe, ou celle-ci a-t-elle éprouvé un changement qui en ait augmenté la force? L'observation et l'expérience ont appris que c'était ce dernier parti qu'avait adopté la nature. Pour satisfaire aux nécessités de la vision rapprochée, la force réfringente de l'appareil lenticulaire de l'œil augmente proportionnellement au rapprochement de l'objet ; l'écran (rétine) reste à sa place.

**§ 14. Siége et mécanisme de l'accommoda-
tion.** — Cette augmentation de réfringence porte
uniquement sur le cristallin dont les courbures
(l'antérieure surtout) se voient accrues, lors de la
vision rapprochée, par l'action d'un petit appareil
musculaire situé dans l'intérieur de l'organe et
formant une zone annulaire enchâssant, à quelque
distance de lui, le cristallin.

Cet appareil porte le nom de muscle ciliaire, et
la quantité de réfraction qu'il ajoute à l'état statique de réfraction de l'organe, celui d'*accommodation* ou de réfraction dynamique. Cette étendue,
dans l'œil physiologiquement constitué et sain,
comprend donc tout l'espace compris entre l'horizon ou l'infini (rayons parallèles) jusqu'au *punctum proximum*. A l'âge de 20 ans, ce point se
trouve à une distance moyenne de 10 centimètres.
L'œil physiologique, à cet âge, jouit de la faculté
d'ajouter à sa réfraction statique une quantité de
réfraction dynamique équivalant à la force réfringente d'une lentille de 10 centimètres de longueur
focale à savoir : 10 dioptries métriques. C'est là
le chiffre de l'amplitude accommodative physiologique, à 20 ans.

**§ 15. Du punctum proximum. Étendue de
l'accommodation.** — Le maximum de cette réfraction dynamique, ou accommodation, corres-

pond au point le plus rapproché de la vision distincte (*punctum proximum*). Ce point, limite inférieure de la vision nette, est à peu près à la même distance pour tout œil régulier ou emmétrope du même âge. Ce que l'on exprime en disant que l'étendue de l'accommodation ou la quantité de réfraction dynamique disponible est à peu près la même chez tous les sujets bien constitués de même âge.

§ 15 bis. **Il n'existe pas d'accommodation négative**. — Physiologiquement, l'accommodation est une force *active* ou positive. Lorsqu'elle est au repos, la réfraction statique, seule en jeu, correspond au parallélisme des rayons incidents. C'est ce que l'on constate chez un œil parfaitement emmétrope : La paralysie morbide (ou artificiellement produite par l'atropine) de la force accommodatrice, enlève au sujet la vue nette de tout objet situé à une distance *finie;* elle n'altère point la vision des objets situés à l'horizon. Ce qui arriverait si l'accommodation pouvait se relâcher au-delà de cette limite.

§ 16. **De l'acuité de la vision**, du *minimum visibile*. — On appelle *acuité* de la vision, la *finesse* de perception du sens de la vue considérée indépendamment de sa portée ; elle correspond à l'angle

visuel le plus petit que la rétine puisse apprécier.
Cet angle minimum est donné par l'objet le plus
petit, qu'à une distance donnée l'œil puisse *distinguer d'un autre objet semblable,* séparé du premier par un intervalle du même ordre de grandeur (les deux jambages d'un *n,* par exemple).
Deux étoiles séparées par un intervalle angulaire
moindre que *une* minute d'arc, ne produiraient
sur l'œil que l'effet d'une seule étoile. Telle est la
limite du *minimum visibile.* Chez les peuples chas-
seurs ou moins civilisés, la finesse de perception
est certainement supérieure à ce chiffre. Cet angle,
le *minimum visibile* de Porterfield, mesure une
minute et correspond à peu près à l'épaisseur
d'un cheveu (un dixième de millimètre), vu à
33 centimètres de distance.

§ 17. **De la portée de la vue.** — L'expression
« portée de la vue » a un autre sens. Elle désigne
l'état de l'organe, sa condition comme instrument de réfraction, tant statique que dynamique.
C'est la faculté de voir considérée dans ses rapports
avec la distance, ou la qualité réfringente de l'appareil.

Un myope et un presbyte peuvent avoir la même
acuité du sens visuel; ils peuvent distinguer, par
exemple, avec une même netteté, un certain *minimum visibile* à dix-huit pouces de leurs yeux. Mais

le premier n'aura plus de perception nette au-delà
de cette distance, ni le second, en deçà. A une
même acuité correspondront, dans un tel cas, des
portées de vue différentes.

**§ 18. Des aberrations de courbure et de
chromatisme.** — L'expérience sur laquelle se
fonde la proposition du § 1, la qualité de surface
focale de la rétine entière, permettent de conclure
que l'œil est, pratiquement, exempt de l'aberration
de courbure (voyez ce mot dans tous les traités de
physique) [1].

D'autres expériences plus délicates démontrent
également que l'œil, fonctionnant physiologiquement,
ment, est exempt aussi de l'aberration de réfran-
gibilité ou de chromatisme. Quand on voit les
objets irisés, les surfaces blanches sur lesquelles
ils se détachent, colorées sur leurs bords, on peut
en conclure que l'œil est déformé, asymétrique,
ou que l'écran rétinien n'est pas exactement au
foyer conjugué de l'objet de l'attention. Ce phénomène est le symptôme d'une condition anormale
de la réfraction de l'œil.

1. Si l'on prend un œil de lapin albinos fraîchement
détaché de l'orbite, et qu'on l'expose, la cornée en avant,
dans l'ouverture d'une fenêtre, *tout* le paysage apparaît,
renversé, et parfaitement distinct et net sur toute la surface postérieure du dit œil.

II

DE L'ASSOCIATION DES DEUX YEUX DANS L'ACTE DE LA VISION SIMPLE.

Propriété principale de la vision binoculaire ou associée. — Infériorité à cet égard de la vision uni-oculaire. — Doctrine des points identiques. — Les deux images rétiniennes ne sont point identiques; ce sont des images stéréoscopiques. — Du mécanisme de la vision binoculaire simple. — Composantes de la vision associée ou complète.

§ 19. **Propriété principale de la vision binoculaire ou associée.** — Lorsque les deux yeux sont dirigés vers l'horizon, lorsqu'ils se fixent sur un point donné plus ou moins rapproché, l'image du point fixé occupe de chaque côté le centre de la tache jaune de la rétine. Dans le premier cas, les axes optiques sont parallèles; dans le second ils se rencontrent sur le point fixé, voir le § 9.

Or l'expérience nous apprend que, dans ces deux circonstances, les deux tableaux se fusionnent en un seul dans le sensorium, y donnant lieu à une sensation unique, en même temps que les axes optiques portent à ce même sensorium la notion précise, géométrique, du lieu de leur entrecroisement, ou de la position même occupée par l'objet fixé.

§ 20. **Infériorité, à cet égard, de la vision uni-oculaire.** — Dans la vision au moyen d'un seul œil, il n'en est pas ainsi : la rétine d'un seul œil n'accuse exactement que des directions. L'expérience de l'anneau de Malebranche, celle de l'illusion procurée par le moule creux d'une médaille qui, vu monoculairement, prend spontanément l'apparence de la médaille elle-même et fait saillie, mille autres illusions, nous démontrent le rôle d'action composante exercé par chaque œil, et l'infériorité de cette composante sur la résultante ou action commune.

§ 21. **Doctrine des points identiques.** — On a longtemps expliqué la fusion sensorielle des deux tableaux en un seul, par cette hypothèse que chaque élément rétinien d'un œil avait, avec l'élément géométriquement homologue dans l'autre œil, un même et unique fil conducteur nerveux, dédoublé, qui les reliait au sensorium. Dès lors le même objet se dessinant sur les deux rétines, en des points homologues, devait donner lieu à une sensation unique. C'est là ce qu'on a appelé la doctrine des *points identiques*, sur laquelle fut établie ensuite la célèbre théorie de l'horoptre ou horoptère.

§ 21 bis. **De l'horoptre.** — La première diffi-

culté rencontrée par la théorie des points identiques ou homologues fut offerte par la géométrie.
Comment deux systèmes sphériques centrés pou-
vaient-ils présenter des images ayant même lati-
tude et même longitude pour des points extérieurs
situés par rapport à leurs axes de façon asymétrique? Nécessairement, en ces cas-là, la corres-
pondance ou l'identité devaient faire défaut, et ces
points, dès lors, être vus doubles. Pour parer à
cette difficulté on *imagina* que les corps *vus simples*
devaient satisfaire à certaines conditions géométriques, et l'on chercha l'ensemble ou *le lieu* des
points répondant, dans les deux hémisphères rétiniens, à des parallaxes égales ; avant d'avoir déterminé la surface courbe satisfaisant à cette condition géodésique, on la nomma *horoptre* ou *lieu
géométrique des points vus simples.*

Quand le travail géométrique fut terminé on
reconnut que cette surface affectait la forme d'un
tore.

D'où l'on devait tirer la conséquence nécessaire
qu'un corps à trois dimensions, placé dans l'espace, devait, pour être vu simple, affecter la figure
d'un *tore.*

Eh bien! ce que pareille conclusion présente de
contradictoire avec l'observation de tous les ins-
tants n'a choqué personne. On ne remarqua pas
qu'une table à quatre pieds, une chaise, placés

devant nous étaient vues simples quoique assurément ils n'eussent rien du *tore*; et l'on continua à parler de l'*horoptre* comme de quelque chose de réel. Nous croyons même qu'on le fait encore, quoique depuis la mort de la doctrine des points identiques, cette fantaisie transcendante n'ait plus même de prétexte.

Revenons à cette théorie.

§ 22. **Les deux images rétiniennes ne sont point identiques**. — La doctrine des points identiques reposait nécessairement sur cette supposition implicite que les tableaux rétiniens étaient *identiques*. Or, il n'en est rien, les deux tableaux ne sont pas identiques.

Un corps quelconque dans l'espace n'est point vu par les deux yeux de la même manière, ne dessine point dans les deux rétines exactement la même image. Quelle que soit sa position, l'œil gauche voit un peu plus du corps sur la gauche, l'œil droit en embrasse davantage sur la droite. Les images de tous les corps faisant partie du tableau sont donc inégales et asymétriques dans les deux yeux; en un mot, ce sont des images *stéréoscopiques*.

La doctrine des points identiques est incompatible avec ce fait irrécusable.

§ 23. **Du mécanisme de la vision binocu-**

laire simple. — Ainsi l'observation rigoureuse des phénomènes de la vision nous montre que non-seulement un objet peut être *vu* simple, avec les deux yeux, sans que ses images tombent à droite et à gauche sur des points homologues, mais encore que la différence des parallaxes de cet objet, dans l'un et l'autre œil, se lie intimement à la sensation de relief corporel qu'il procure, ou, plus exactement, à la situation vraie de cet objet dans l'espace. La vue *une*, simple, procurée par deux images rétiniennes stéréoscopiques, avec la sensation du relief, répond, en fait, et indépendamment de toute théorie, au mécanisme suivant : De même que les deux axes optiques ou polaires fixent, pour le sensorium, la position de l'objet de l'attention à leur propre entrecroisement dans l'espace, de même les axes de directions visuelles secondaires, ou correspondant aux différents objets disséminés dans un voisinage plus ou moins immédiat du point de mire, portent au sensorium une notion semblable du lieu de leur intersection deux à deux. En un mot, par le fait du concours de nos deux yeux, les positions de tous les corps de l'espace, dans une certaine étendue autour du point de mire ou d'attention, sont rapportées à la nôtre comme centre, et simultanément, avec la même exactitude, la même sûreté qu'elles le seraient sur un plan, à un système de coordonnées, par l'intersection de deux droites.

La vision binoculaire ou associée est donc tout autre chose que la vision uni-oculaire *doublée*. C'est une résultante produisant des effets que ne peut réaliser chaque composante prise isolément. C'est d'elle que dépendent les notions exactes de relief corporel, de la distance et de la situation relative du corps dans l'espace : c'est un instrument géodésique.

En un mot, nos deux yeux associés jouent exactement pour le sensorium le rôle de deux théodolites intelligents ayant la conscience des angles qu'ils relèvent.

§ 24. Composantes de la vision associée ou complète. — Lors de la vision associée, les deux champs visuels superficiels de droite et de gauche ne se superposent pas dans toute leur étendue, par cette excellente raison qu'ils n'ont, en fait, qu'une partie commune et susceptible de fusion. Lors du regard en face de soi, l'effacement de l'orbite dans la région temporale, la saillie nasale de l'autre côté, font que chaque œil reçoit sur le côté nasal de la rétine une image bien plus étendue que sur la moitié temporale de la membrane. Il suit de là que la vision complète superficielle se compose de trois parties : l'une centrale

B *n* C, la plus grande, binoculaire ou composée,
les deux autres D et G monoculaires et en rapport
avec les régions latérales de l'espace.

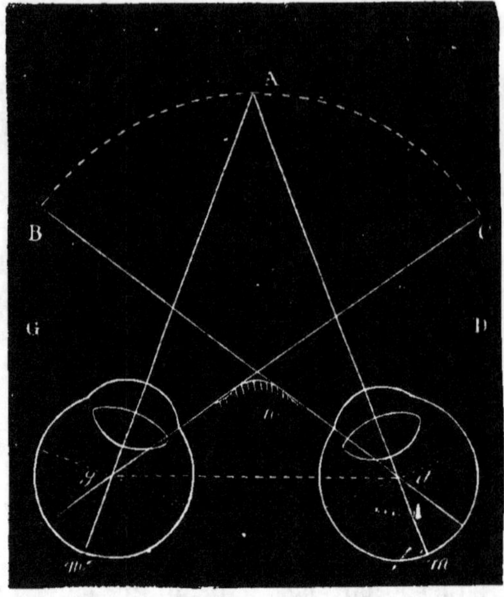

Fig. 3.

Ces deux dernières sont les vestiges de la vision
bilatérale de certaines espèces d'animaux et se fon-
dent dans un seul tableau avec la région centrale.

III

INFLUENCE PHYSIOLOGIQUE DE L'AGE SUR LES QUALITÉS DE L'APPAREIL DE LA VUE.

Comment se manifeste l'influence de l'âge sur la fonction visuelle. — Effets de l'âge sur le degré d'acuité de la vue. — Effets de l'âge sur la position du *punctum proximum*. — Définition du terme *presbyopie* ou *presbytie*. — Causes de la presbyopie. — Début de la presbyopie au point de vue pratique.

§ 25. Influence de l'âge sur la fonction visuelle. — Dans le chapitre précédent, nous avons exposé les conditions que remplit ou doit remplir l'œil à l'état physiologique. Mais dans ce tableau, qui a une physionomie exclusivement géométrique, tout est absolu et nous ne voyons pas figurer les éléments variables que l'âge apporte à sa suite.

Or, la perfection fonctionnelle de l'appareil de la vue s'altère par les progrès de l'âge comme s'altère la force de tous les autres appareils.

Cet affaiblissement progressif s'accuse sous deux aspects différents : 1° par la diminution graduelle de l'acuité (16) ; 2° par la diminution de l'énergie accommodatrice ; cette dernière se traduit par le recul, l'éloignement du *punctum proximum* (15).

§ 26. **Effets de l'âge sur le degré de l'acuité de la vue.** — De l'âge de vingt ans à quatre-vingts années, l'acuité descend progressivement de $\frac{20}{20}$ ou 1 à $\frac{11}{20}$.

§ 27. **Effets de l'âge sur la position du punctum proximum.** — Le *punctum proximum*, dans le même espace de temps, s'éloigne d'une manière progressive et à peu près régulière du su-jet ; il se transporte graduellement de 10 centimè-tres, à l'horizon qu'il atteint vers 65 ans. Le pou-voir accommodateur perd donc approximative-ment une dioptrie métrique tous les 4 ans.

§ 28. **Définition de la presbytie ou pres-byopie.** — Ces deux variables constituent les con-ditions mêmes de la *presbytie :* cependant on n'en-tend ordinairement par ce mot que le recul du point rapproché par le fait des années, l'affaiblis-sement régulièrement progressif du pouvoir ac-commodatif.

§ 29. **Causes de la presbyopie.** — Cet affai-blissement reconnaît pour causes, d'une part, la diminution d'énergie du muscle ciliaire, de l'au-tre, l'endurcissement graduel (sclérose) du princi-pal des éléments lenticulaires de l'organe, le cristallin. L'effet croît par l'action composée de ces deux circonstances : diminution de la puissance, accroissement de la résistance.

On a longtemps attribué la presbytie à un aplatissement de la cornée, à l'éloignement graduel du cristallin qui, lui aussi, s'aplatirait. Ces opinions ne sont point fondées ; les variations de courbure de ces organes, par les progrès de l'âge, sont insensibles, au moins jusqu'à la soixante-dixième année ; à cette époque les surfaces de séparation des milieux s'aplatissent un peu, sous l'influence sénile qui condense ou amoindrit tous les tissus. L'œil, alors, passe à l'état hypermétropique (voir ce mot) : c'est l'hypermétropie acquise ou sénile.

§ 30. Début de la presbytie au point de vue pratique. — Quoique l'éloignement graduel du point rapproché commence de fort bonne heure, bien avant la vingtième année, on ne s'aperçoit cependant de ses effets qu'assez tard, vers quarante ou quarante-cinq ans, époque de la vie à laquelle le point rapproché étant arrivé à 8 ou 9 pouces (23 à 25 centim.) de l'œil, commence à se trouver souvent au-delà de la distance à laquelle les objets menus doivent être tenus pour fournir une image assez grande. Le point où débute la presbytie est donc un peu arbitraire. Eu égard aux habitudes et nécessités générales de la vie civilisée, on le fixe approximativement vers cette quarantième année. Néanmoins, il y a lieu de tenir compte du genre d'occupations des sujets. Un compositeur d'imprimerie, un dessinateur, une brodeuse, se ressentent de l'éloignement physiologique du *punctum proximum* bien plus tôt que ne le fait un habitant de la campagne ou un rentier oisif. Nous reprendrons aux §§ 36 et suivants l'étude pratique de cet état dans lequel la pathologie fonctionnelle côtoie la physiologie proprement dite.

SECONDE PARTIE

PATHOLOGIE FONCTIONNELLE ENVISAGÉE DANS SA SYMPTOMATOLOGIE SOMMAIRE. — INDICATIONS GÉNÉRALES QUI EN RÉSULTENT POUR LE TRAITEMENT ET L'HYGIÈNE.

I

CONSIDÉRATIONS PRÉLIMINAIRES.

Résumé des éléments de la vision normale. — Diagnostic différentiel sommaire entre l'amblyopie et les anomalies de la réfraction. — Aspects généraux des troubles purement fonctionnels.

§ 31. Résumé des éléments de la vision normale. — L'exposé rapide des conditions normales de l'exercice de la vision que le lecteur vient de parcourir lui permettra, comme à nous, de conclure :

Que la réunion de cinq éléments principaux est nécessaire pour l'exercice régulier de la fonction, à savoir :

1º L'intégrité de texture et de sensibilité de la membrane spéciale (rétine) et du nerf qui s'épanouit dans son épaisseur (nerf optique);

2° L'intégrité de la transparence des milieux réfringents ;

3° Un rapport exact entre la position de l'écran sensible, ou la longueur de l'œil, et la puissance réfringente de l'organe;

4° L'intégrité de la puissance qui préside à l'ajustement de l'œil aux distances, ou accommodation ;

5° L'intégrité des puissances qui gouvernent les mouvements des axes optiques, et leur harmonie avec celle qui procure l'accommodation.

Un trouble quelconque de la vue ne pourra donc avoir sa cause prochaine dans l'œil même, que s'il dépend d'une altération survenue dans l'un de ces éléments organiques. L'exclusion démontrée de chacune de ces cinq origines met directement en cause le centre cérébral lui-même (amblyopie cérébrale).

§ 32. **Diagnostic différentiel entre l'amblyopie et les anomalies de la réfraction. —** L'intégrité anatomique des membranes profondes de l'œil, et celle de la transparence des milieux, ne pourront être distinguées l'une de l'autre, d'après les seuls dires des malades; il faut pour les différencier une intervention expérimentée de l'ophthalmoscope.

Mais il est un moyen extrêmement simple de

trancher extemporanément, et avec une approximation suffisante pour la pratique, la question indécise entre l'intégrité de la transparence estimée cumulativement avec celle de la sensibilité spéciale, d'une part, et de l'autre, l'état de la réfraction. Ce moyen est sous la main de tous ; il consiste dans l'emploi de la carte percée du trou d'épingle.

Un trou d'épingle pratiqué dans une carte (on la choisira plutôt noire) et mis tout près de l'œil, ne donne passage qu'à de petits faisceaux cylindriques qui passent ou par l'axe même du système réfringent, ou du moins bien près de cet axe. Ces faisceaux ne sont donc point sensiblement déviés : l'appareil n'est pour ainsi dire plus un instrument de réfraction. Les images y sont nettes pour toutes les distances, c'est la chambre noire mathématique de la fig. 1 (§ 1).

Dès lors un œil dont les qualités sont plus ou moins notablement amoindries, et dont le trou d'épingle n'améliore pas le fonctionnement, *ne pêche pas par la réfraction* ; il y a lieu d'y suspecter la sensibilité rétinienne ou la transparence. C'est un cas d'ophthalmoscopie [1].

Les circonstances symptomatiques qui accom-

1. L'exiguïté du pinceau lumineux qui pénètre dans l'œil par le trou d'épingle exige que l'épreuve ne soit faite que dans de belles conditions d'éclairage.

2.

pagnent les cas dans lesquels le trou d'épingle n'a-
méliore en rien la vision (amblyopies et défauts de
transparence) seront examinées plus loin (§§ 68 et
suiv.). Si au contraire, le trou d'épingle améliore la
vision, soit de près, soit de loin, il est manifeste que
les milieux sont transparents et que la sensibilité
rétinienne est intacte. Nous nous trouvons donc en
présence d'une anomalie de la réfraction statique
ou de la réfraction accommodatrice.

**§ 33. Aspects généraux des troubles pure-
ment fonctionnels.** — Les malades chez lesquels
le trou d'épingle améliore la vision se présenteront à nous sous les aspects suivants :

Le sujet y voit bien à distance, mais peu ou
point de près.

Ou bien, c'est l'inverse ; il peut lire, travailler
sur des objets plus ou moins délicats ; — mais il
n'y voit que peu ou point de loin.

Enfin d'autres, dont les milieux sont transparents, dont les membranes sont saines (puisqu'ils
y voient assez bien ou très-bien au trou d'épingle),
n'y voient que confusément, tant de loin que de
près, à l'œil nu.

On rencontre encore des malades qui jouissent,
disent-ils, d'une excellente vue, les uns de près,
les autres de loin ; mais cette vue ne dure pas ;
elle se trouble, se voile dans certaines circons-

tances, — des images se doublent, d'autres sont interrompues dans leur continuité ; des apparences diverses se montrent devant eux, etc..., des douleurs se font sentir dans les yeux, autour des yeux, aux tempes, au front, au sinciput, etc..., et cependant l'apparence extérieure des organes est magnifique (asthénopie) !

Quid? dans tous ces cas-là.

Cherchons-le avec le lecteur.

II

ANOMALIES FONCTIONNELLES.

PREMIÈRE CLASSE.

TROUBLES DE LA VUE CHEZ LES PERSONNES VOYANT TRÈS-BIEN OU SUFFISAMMENT BIEN DE LOIN, MAIS PEU OU POINT DE PRÈS.

§ 34. — Les malades de cette classe ne se plaignent naturellement de leur vue qu'à l'occasion de l'application qu'ils peuvent en faire à des objets rapprochés.

Ces personnes se présenteront le plus souvent dans l'une ou l'autre des circonstances suivantes :

Les unes accuseront la nullité presque absolue de la vision distincte dans les essais d'application rapprochée ; les autres se plaindront de l'impossibilité de *maintenir* cette vision *nette* au-delà d'un certain temps de plus en plus *court*.

Ainsi ces deux catégories ont cela de commun, qu'elles donnent des images nettes à distance, mais que pour la vision de près, l'accommodation manque totalement chez les premiers, tandis qu'elle peut être procurée quelque temps chez les seconds.

Occupons-nous de la première catégorie :

PREMIÈRE CATÉGORIE.

Le sujet n'y voit jamais que très-confusément de près. — Presbytie ou presbyopie. — Table empirique, en dioptries, des verres correspondant aux différents âges. — Les verres convexes appropriés au déficit de l'accommodation peuvent-ils nuire au presbyte ? — Cas dans lesquels le verre convexe peut être trop fort. — Causes du préjugé régnant à l'endroit des lunettes. — Presbytie prématurée. — Paralysie de l'accommodation.

§ 35. **Le sujet n'y voit jamais que très-confusément de près.** — L'accommodation lui fait absolument défaut pour les distances du travail ordinaire : cette force est donc perdue chez lui, soit par le fait des années, soit par le fait de la maladie; dans le premier cas, il y a presbytie simple ou presbytie prématurée ; dans le second cas, on est en présence d'une paralysie plus ou moins complète de l'accommodation.

§ 36. **Presbyopie ou presbytie.** (Voyez les §§ 28-30.) — Le presbyte se présente généralement sous l'aspect suivant : un homme a constamment joui d'une excellente vue à distance; sous ce rapport, ses facultés n'ont encore que peu souffert. Mais il touche à quarante-cinq ou cinquante ans, et commence à éprouver une certaine difficulté à

lire de petits caractères, à voir les détails d'une
gravure, d'une miniature, le soir particulièrement. Ouvrant un livre imprimé un peu fin, un
premier mouvement instinctif le porte à le rapprocher de ses yeux ; mais ce mouvement est immédiatement suivi du mouvement contraire ; il
rejette la tête en arrière, éloigne le livre, puis le
porte avec empressement à la fenêtre ou·près de
la lampe, cherchant instinctivement une lumière
plus vive. On voit parfois le sujet, placer entre son
livre et ses yeux, la lampe ou la bougie dont il
s'éclaire (Porterfield). L'effet demandé est obtenu ;
la vive lumière a changé l'état des choses ; le sujet
recouvre la perception nette qu'il cherchait ; non
pas, comme on pourrait le croire, par le fait de
l'augmentation d'une lumière insuffisante ! non.
A cet âge, l'acuité de la vision n'est pas physiologiquement assez amoindrie pour requérir un tel
supplément d'éclairage. Le bénéfice éprouvé est
dû à l'action réflexe de la lumière sur l'ouverture
pupillaire dont la contraction subite diminue les
cercles de diffusion qui accentuaient auparavant
l'inexactitude du foyer visuel. On peut s'en assurer
aisément en faisant l'épreuve du trou d'épingle,
dont le double effet est d'amoindrir à la fois les
cercles de diffusion et la lumière elle-même. Bientôt ces caractères, se prononçant davantage, portent le sujet à chercher d'autres secours dans l'em-

ploi des lunettes : il essaye celles des personnes âgées de son intimité.

L'effet satisfaisant qu'il éprouve du secours de faibles verres convexes le rassure bientôt sur la condition de ses yeux ; et le diagnostic est ainsi le plus souvent porté avec justesse par le malade lui-même ou par le premier opticien venu.

Tout le traitement, dans les cas simples, est contenu dans cette même détermination du verre qui devra suppléer à l'absence de l'accommodation nécessaire. Cette détermination sera raisonnée ou empirique, exécutée par le médecin-oculiste ou par l'opticien, au moyen de la table suivante, *si le cas est tout à fait régulier.*

Voici, d'après Donders, pour un œil *parfaitement régulier* (emmétrope), les numéros en dioptries (système métrique) ou les longueurs focales exprimées en pouces (ancienne numération), des verres qui conviennent en moyenne aux différents âges :

Age.	Dioptries métriques.	Longueurs focales en pouces.	Distance moyenne de la vision avec ce verre.
48 ans	de 0.50 à 0.75	60 à 48	
50 —	 1	36	35
55 —	.... 1.25	30	à
58 —	.... 1.50	24	40 centim.
60 —	 2	18	
62 —	.... 2.50	14	
65 —	 3	12	33 c.
70 —	.... 3.50	10	27
75 —	 4	9	24
78 —	.... 4.50	8	22
80 —	 5	7	20

§ 37. Les verres convexes, appropriés au déficit de l'accommodation, peuvent-ils nuire au presbyte ? — Au moment où se pose la question du choix d'un verre, le médecin se trouve en présence d'un préjugé aussi impérieux que généralement répandu. Les lunettes, livrées quant à leur choix, au plus déplorable laisser-aller, sont cependant l'objet d'une réprobation craintive presque universelle. Il est, dit-on, et ce ne sont pas seulement les gens du monde qui émettent cette opinion, il est, dit-on, très-imprudent de remplacer par un élément étranger une force naturelle de l'économie. L'exercice est une condition de santé et de vie pour les forces physiologiques.

Rien assurément de plus exact que cette loi ; mais sauf cette restriction, qu'il y ait une force à mettre en œuvre.

Or, dans les termes de la question posée, il n'y en a *plus*. La presbytie consiste, avons-nous dit, en ceci, que devant lire ou travailler à huit pouces de distance, le sujet n'a plus de force que pour vingt-quatre pouces, par exemple. L'âge a produit chez lui ce double effet : en même temps que ses forces ont décru, le travail que réclame de lui la nature s'est élevé. L'endurcissement du cristallin a marché du même pas que déclinaient les puissances destinées à le modifier dans sa forme. Demanderez-vous à un homme de soixante ans de soulever un poids de 100 kilogrammes, quand, à trente ans, il n'en pouvait porter que 50.

Vous voulez, dites-vous, pour obéir aux lois de la physiologie, que le presbyte continue à exercer les forces dont il dispose encore. Eh bien! l'unique moyen de maintenir en exercice la force accommodatrice qui lui reste, c'est précisément l'usage des lunettes appropriées, c'est-à-dire de celles qui *suppléent au déficit constaté, mais ne vont pas au delà*. Le verre indiqué est en effet celui qui corrige exactement ce déficit, celui qui mesure précisément la différence de réfraction nécessaire pour passer de vingt-quatre à huit pouces. Son adoption suppose donc le maintien en exercice de la force qui sert à procurer la vision nette à vingt-quatre pouces.

§ 38. **Cas dans lesquels le verre convexe peut être trop fort.** — Pourtant, nous dit-on, le préjugé régnant doit avoir sa raison d'être. Si le public redoute l'usage des verres de lunettes, c'est qu'il doit en avoir observé de mauvais effets.

Dans quelques cas, assurément, l'usage des verres convexes, même les mieux appropriés à l'insuffisance de la réfraction, ont pu produire de mauvais résultats. Mais ces cas sont très-nettement définis, et le mal venait, non du verre convexe lui-même, mais d'une complication méconnue.

Supposons, par exemple, le cas fort commun d'une presbytie compliquée de diminution sensible de l'acuité de la vue, exigeant par conséquent un grossissement sensible de l'image. Voilà le sujet tout naturellement porté à rapprocher de ses yeux l'objet de son application, dirigé par conséquent vers l'adoption d'un verre plus fort que celui suffisant à corriger la seule portée de la vue. Les assistants pourraient dire avec raison que le verre est *trop fort*.

Eh bien ! dans ce cas-là même, ce n'est pas le verre qui est trop fort ; le mal vient de l'obligation où est le sujet de pointer *binoculairement* sur un objet très-rapproché. Le malade est placé dans des conditions plus ou moins voisines de celles que nous étudierons plus loin, sous le nom d'asthénopie par insuffisance des muscles droits internes (§ 57).

L'effort trop considérable auquel il est astreint, pour amener ses axes optiques à une convergence trop peu distante, produit dans les yeux un excès de tension intérieure qui ajoute bientôt ses effets aux dispositions morbides où se trouve déjà l'œil.

Aussi, quand il doit remédier à une presbytie compliquée de diminution plus ou moins notable de l'acuité, le médecin-oculiste a-t-il des indications nouvelles à remplir. Comme l'affaiblissement de l'acuité n'a d'autre correctif que l'agrandissement des images, et que la dimension de celles-ci ne dépend que de la distance des objets, il y a nécessairement une limite à poser. Elle dépendra évidemment dans chaque cas, et de l'amoindrissement de la vision, et des nécessités professionnelles imposées au sujet. Sur ces bases, le médecin fixera le minimum d'étendue des objets de l'application ; il conseillera l'usage de caractères typographiques plus gros, l'adoption d'une écriture plus largement exécutée, etc. En même temps, diminuant la distance mutuelle des centres des verres convexes employés, il donnera aux lunettes un effet prismatique propre à soulager l'action des muscles droits internes (§ 57).

Mais quant au verre lui-même, quel qu'il soit, il n'est pas trop fort s'il est employé monoculairement. La loupe, le microscope même, ne sont point d'un usage dangereux au point de vue de la réfraction ; avec ces instruments *employés par un seul œil*, l'organe se met de lui-même au maximum de sa relaxation accommodative, ou du minimum d'effort à déployer.

§ 39. **Causes du préjugé régnant à l'endroit des lunettes**. — Mais le cas dont nous venons de nous occuper est relativement exceptionnel, et la vraie cause de la défaveur des verres convexes est ailleurs. Elle est dans la confusion faite jusqu'ici de certaines maladies des membranes profondes ou du globe oculaire, avec la presbytie proprement dite. La nature humaine a une telle propension à chercher en dehors du moi la cause des maladies! Toute amblyopie progressive, toute cataracte au développement lent, le glaucome, l'atrophie du nerf optique ou de la rétine, etc., etc., toutes ces affections chroniques qui surviennent généralement après la quarantième année, autant de presbyties aggravées, dit le public, par l'usage inconsidéré de verres trop rapidement croissants! Ici encore nous voyons prendre l'effet pour la cause. Quand un presbyte, dit Donders, demande à changer trop souvent de verres, surveillez la tension du globe, songez au glaucome [1]!

1. Cette question intercurrente de la tension du globe esi ici de la plus haute importance : nous croyons par ce motif devoir reproduire quelques lignes fort graves que nous empruntons littéralement à M. Donders.

« Un excès reconnu dans la tension de l'œil, une différence entre la tension des deux, impliquent immédiatement le soupçon d'un glaucome simple. Si en même temps l'examen ophthalmoscopique fait reconnaître un commencement d'excavation du nerf optique, si une légère pression du doigt détermine une pulsation artérielle ; si par une faible lumière le champ périphérique, sans être, à proprement parler, restreint, est cependant moins sensible du côté interne, que le médecin soit attentif! J'accorde que l'iris jouit encore de sa mobilité normale ; l'ouverture pupillaire est d'étendue normale, la profondeur de la chambre antérieure, la sensibilité de la cornée sont intactes ; il n'existe point encore d'anneaux lumineux autour des bougies ; cependant les vaisseaux sous-conjonctivaux sont quelque peu dilatés. Ces éléments ne sauraient être traités légèrement. Je tiens

§ 40. **Presbytie prématurée.** — Au point de vue étiologique, beaucoup pensent avoir fatigué leurs yeux, sains d'ailleurs, par excès de travail. La chose assurément n'a rien d'impossible. Elle est cependant moins commune qu'on ne le croit généralement. Il est rare que le travail dans de bonnes conditions hygiéniques, avec des éléments physiologiques intacts, altère l'accommodation de l'œil régulier. Les causes de la fatigue éprouvée par l'organe et la diminution prématurée de la puissance accommodative sont bien plutôt à rechercher dans des maladies générales, les fièvres d'épuisement, la vieillesse précoce, les intoxications diverses qui amènent si aisément les parésies

au malade le langage sérieux que voici : Il existe chez vous un commencement d'affection très-grave, et dont le développement est tantôt rapide, tantôt lent ; l'art cependant peut l'enrayer dans sa marche, de cela je puis vous répondre. Vous reviendrez me voir dans un mois. Si pourtant des douleurs se déclaraient ; si l'œil devenait rouge, accourez sans aucun retard, fussiez-vous même indisposé ; car la moindre négligence — mais la négligence seule — amènerait chez vous une cécité irrémédiable. Voici quelques lignes pour votre médecin ordinaire. Je ne vous interdis pas absolument la lecture, usez-en avec réserve ; adoptez de grands caractères typographiques, reposez-vous souvent et surtout au moindre signe de malaise local. Ces paroles préparent le malade à la proposition de l'iridectomie, qui ne peut guère manquer d'être faite à sa prochaine visite. L'humanité exige impérieusement que le préjugé et l'ignorance n'entravent pas plus longtemps l'emploi de l'iridectomie dans le glaucome ». (Donders, *Anomalies de la réfraction.*)

et paralysies musculaires. Il **y a** bien encore une autre cause toute physique de cette débilité précoce apparente, mais elle mérite par son importance un chapitre à part (voyez les §§ 42 et suivants, *Hypermétropie*).

§ 41. **Paralysie accommodative**. — L'impuissance de l'accommodation à satisfaire aux nécessités de la vision à courte distance reconnait d'autres causes encore que la sénilité ; elle prend aussi parfois sa source dans la paralysie proprement dite.

Si le caractère commun de la presbytie et de la paralysie accommodative se reconnaît dans la faculté de voir au loin avec netteté, mais de n'y point voir de près, d'être, dans cette dernière circonstance, soulagé de façon semblable par un verre convexe approprié, les deux états offrent cependant plus d'une différence également reconnaissable.

Dans la paralysie accommodative, l'iris suit en général le sort du muscle ciliaire ; il y a immobilité de la pupille moyennement agrandie (mydriase) ; dès lors une vive lumière ne rend pas au paralysé la faculté de lire qu'elle procure momentanément au presbyte, en diminuant l'étendue des cercles de diffusion. D'autre part, à âge égal, le verre correcteur de l'insuffisance devra être bien autrement fort chez le paralysé. Enfin avec la mydriase se montrent, dans ces dernières circonstances, la micropie [1], les images multiples uni-oculaires (voyez ces mots § 82). On recherchera d'ailleurs dans les antécédents s'il n'existe point de causes évidentes ou probables d'affaiblissement nerveux ou musculaire comme la syphilis, le rhumatisme, la convalescence des fièvres graves ou d'intoxications diverses. La discussion différentielle précise trouvera ensuite son critérium absolu dans l'analyse de la réfraction au moyen des verres correcteurs.

1. La micropie consiste en ceci : les objets paraissent notablement plus petits que précédemment. L'œil, frappé d'affaiblissement dans son pouvoir accommodateur, est obligé, pour voir avec netteté à une distance donnée, de faire un effort d'accommodation plus grand que d'ordinaire. Il porte au sensorium la notion fausse d'une distance de l'objet moindre que la distance réelle. Or, comme l'angle visuel est demeuré le même, la notion finale résultante est celle d'un objet plus petit.

DEUXIÈME CATÉGORIE.

Sujets ayant la vue plus ou moins nette au loin, mais incapables de maintenir l'attention à courte distance.

Cas où la difficulté du maintien de la vision à courte distance dépend de chaque œil considéré isolément. Symptomatologie de l'asthénopie accommodative. — Signification de ces symptômes. Hypermétropie. — Fréquence de l'hypermétropie. Le médecin général doit être attentif à sa symptomatologie. — Chez les sujets âgés, l'hypermétropie se manifeste par la presbyopie prématurée. — Physionomie de l'hypermétropie. — Hypermétropie, complications. — Hypermétropie, traitement et hygiène. — Cas où la vision à courte distance se maintient sans difficulté dès qu'on exclut un œil.

§ 42. **Le sujet y voit suffisamment ou très-bien de loin, mais il ne peut maintenir qu'un temps limité sa vision nette à courte distance.** — La simple position de la question montre d'emblée que l'œil du sujet jouit, dans des circonstances données, d'un état de réfraction compatible avec la vision et de loin et de près ; faculté constante dans le premier cas, temporaire seulement dans le second.

Or, que veut dire ceci, que cette faculté de voir de près ne soit que temporaire ? Cela signifie évidemment que les puissances qui procurent la vision rapprochée ne peuvent se maintenir longtemps en exercice. Or, quelles sont ces puissances ? L'accommodation d'abord, la faculté de converger en se-

cond lieu ; facultés qui, toutes deux d'ordre musculaire, impliquent par conséquent la possibilité
de la fatigue ou de l'insuffisance.

L'impuissance signalée dépendra donc de chaque
œil considéré isolément, ou bien du système qui
préside à leur convergence mutuelle.

Si le cas qui se présente appartient à ce second
ordre de forces, il est clair qu'en excluant l'un des
yeux de la vision (par un bandage ou un écran approprié), on soulagera le malade, qui deviendra
apte aux occupations rapprochées ; il arrivera
même assez souvent que cette remarque ne lui
aura point échappé, et il vous dira spontanément
qu'il se sent moins fatigué, et peut continuer plus
longtemps ses occupations en se bouchant un œil.

**§ 43. Cas où la difficulté de maintenir la
vision à courte distance dépend de chaque
œil considéré isolément. Symptomatologie
de l'asthénopie accommodative.** — Le trouble
fonctionnel dont nous nous occupons ici, l'impossibilité de soutenir les occupations rapprochées,
pèse le plus souvent sur chaque œil séparément,
et se présente d'une façon presque constante sous
les formes que voici :

« L'œil a une apparence parfaitement normale,
ses mouvements sont réguliers, la convergence des
axes optiques ne présente point de difficultés et

3.

l'acuité de la vision est très-satisfaisante. Néanmoins, dans toute occupation rapprochée comme lecture, écriture, couture, etc., et spécialement à la lumière artificielle ou dans un endroit mal éclairé, les objets, après peu de temps d'application, deviennent indistincts, troubles ; une sensation de fatigue et de tension survient, siégeant surtout au-dessus des yeux et nécessitant une suspension du travail. La personne ainsi affectée ferme alors involontairement les yeux, ou se frotte le front et les paupières. Après un moment de repos, elle recouvre la faculté de voir distinctement, mais bientôt les mêmes phénomènes se reproduisent, et après un moindre intervalle que précédemment. Plus a duré le repos suspensif, plus longtemps peut durer la reprise du travail. Ainsi, après le repos du dimanche, le sujet commence la semaine nouvelle avec une nouvelle ardeur et une vigueur nouvelle suivies bientôt d'un nouveau désappointement. Si l'occupation ne porte que sur des objets distants, la faculté visuelle paraît normale et toute sensation pénible est éloignée. Si, au contraire, persistant dans son travail, on s'efforce de dominer le sentiment de gêne, les symptômes augmentent graduellement. La tension, au-dessus des yeux, fait place à une douleur véritable ; quelquefois une légère rougeur se montre, un flot de larmes s'écoule et tout devient brouillé ; le malade n'y voit plus devant lui, même à distance. Après un exercice trop soutenu, le malade finit par être obligé d'abandonner toute occupation assidue. Il est à remarquer que la douleur *dans* les yeux eux-mêmes, quelle que soit la durée de l'application, est de rare occurrence. » (Donders.)

§ 44. **Signification de ces symptômes.** — Or, un état semblable, tout cet ensemble de symptômes, toutes les conséquences secondaires qui les suivent après un certain temps (et dont il sera question ci-après), l'expérience de tous les jours nous apprend qu'ils disparaissent comme par enchantement devant l'emploi du verre convexe approprié, dans les occupations rapprochées.

D'autre part, si, au moyen d'une goutte d'atropine, on paralyse l'accommodation chez le sujet qui présente ces symptômes, on reconnaît alors qu'il ne jouit plus de la vision nette à distance et que, pour la lui rendre, il est indispensable de placer devant ses yeux un verre convexe plus ou moins fort.

Cet état, autrefois méconnu, ou vaguement désigné sous le nom d'*hyperpresbyopie*, porte dans la science moderne celui d'*hyperopie* ou d'*hypermétropie* [1].

1. L'œil type (emmétrope) (fig. 4) est, avons-nous dit, (§ 11), celui qui, lors de l'absence de tout travail accom-

Si l'œil hypermétrope, paralysé dans son accommodation, ne peut plus y voir à distance que par le secours d'un verre convexe, on doit donc con-

modatif, a sa rétine au foyer exact des rayons parallèles. Or, si la majorité des yeux répond à cette condition, on en rencontre toutefois un bien grand nombre dont la ré-

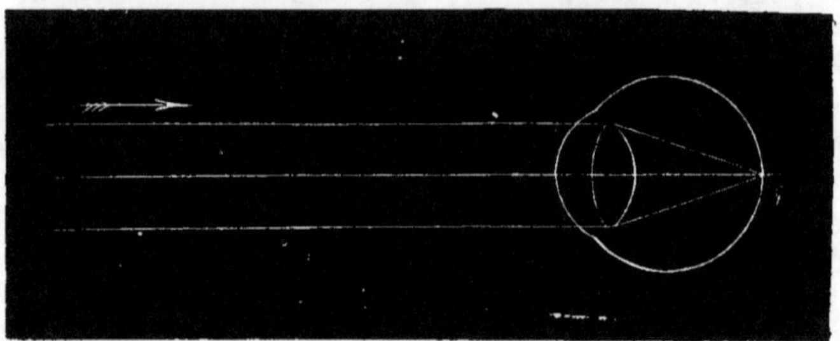

Fig. 4. — OEil emmétrope.

tine se trouve, par la construction même de l'organe, placée *en avant de ce foyer* (*hypermétropes*, fig. 5), ou, au contraire, *en arrière de lui* (*myopes*, fig. 6) ; et tou-

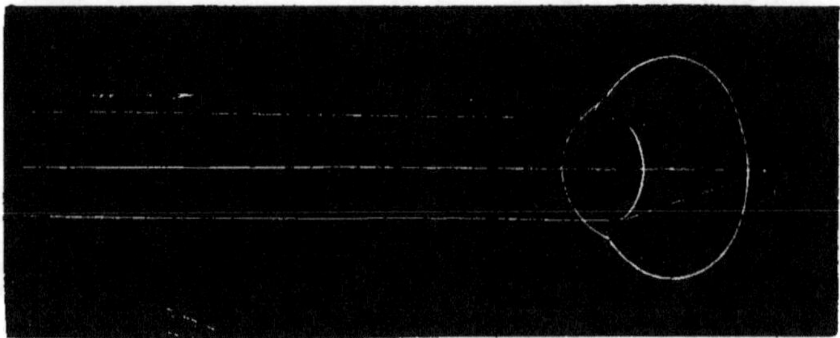

Fig. 5. — OEil hypermétrope.

jours, cela est bien entendu, pendant le repos de l'accommodation.

Les premiers sont *trop courts* pour la *longueur focale* de l'appareil ; les seconds *trop longs*. On peut dire encore

clure que dans son état habituel, il emploie, pour y voir net au loin, tout ou partie de son accommodation. A raison de cette circonstance, tant qu'il est jeune, qu'il a de l'accommodation à son service, son infirmité ne se décèle généralement point dans la vision à distance.

Mais pour peu qu'elle soit prononcée ou que le sujet soit astreint à un travail appliqué, l'anomalie se révèle plus ou moins tôt lors des applications rapprochées. L'étendue du pouvoir accommodatif est sensiblement le même chez tous les sujets du même âge en santé ; si donc l'hypermétrope est

que ceux dont la rétine est en avant du foyer ont *trop peu* de pouvoir réfringent pour leur longueur, et que les autres en *ont trop*.

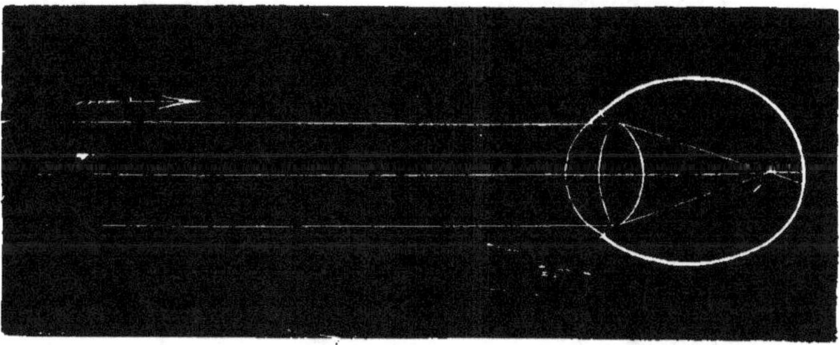

Fig. 6. — OEil myope.

Anatomiquement, il a été reconnu que chez les hypermétropes ou hyperopes, l'œil était effectivement trop court, l'appareil lenticulaire (cornée et cristallin) étant régulier. Inversement, chez les myopes, l'œil est trop long d'une manière absolue, la force réfringente y étant aussi normale.

obligé d'emprunter, pour la vision distante, une partie de cette faculté, la quantité empruntée lui manquera dans la vision de près. Aussi, au bout d'un temps variable, mais de moins en moins long , la force accommodatrice encore utilisable pour des travaux rapprochés, étant employée, de façon continue , à son maximum de tension, se voit surmenée, et l'effet produit par le verre convexe dans les occupations de près, est-il aussi immédiat que frappant. Apportant une réfraction toute faite, il soulage instantanément l'accommodation épuisée.

§ 45. **Fréquence de l'hypermétropie. — Le médecin général doit être attentif à sa symptomatologie.** — Le tableau symptomatologique de l'asthénopie accommodatrice doit être présent à l'esprit du praticien général ; cette affection est une des plus fréquentes que fournisse l'étude des maladies oculaires ; dans les statistiques des cliniques spéciales, elle figure, au plus loin, au cinquième ou sixième rang dans la liste numérique générale.

Le médecin doit être mis en garde contre une apparence décevante ; il arrive parfois, soit par l'effet du spasme de cette accommodation constamment tendue, soit par le fait d'une véritable amblyopie consécutive, que l'hypermétrope se présente avec les apparences de l'état opposé, sous l'aspect de la myopie, apparences dues à deux ordres de causes.

Dans une hypermétropie élevée, les longs efforts accommodatifs, en congestionnant les membranes profondes, amènent souvent un certain degré d'amblyopie. Or, l'amblyope ne cherche plus les images nettes ; ce qu'il demande, ce sont de grandes images ; et les grandes images ne s'obtiennent que par un grand rapprochement des objets, pendant lequel les dessins rétiniens grandissent bien plus rapidement que les cercles de diffusion.

D'autre part, une convergence forcée des axes optiques (généralement plus facile dans l'hypermétropie que dans tout autre état de réfraction), vient en aide à l'accommodation, et tend, en outre, à rétrécir la pupille. Il n'est donc pas très-rare de voir des hypermétropes se rapprocher des petits objets à la manière des myopes. Comme, d'ailleurs, l'amblyopie dont est atteinte cette classe de malades porte aussi bien sur la vision à distance, il se comprend aisément que l'on ait si longtemps confondu l'hypermétropie avec l'état opposé d'anomalie.

Cette manifestation, la myopie apparente, cependant est exceptionnelle ; et c'est sous la forme de l'asthénopie accommodative que s'offre communément à l'observateur l'hypermétropie élevée ou moyenne. C'est à peu près la règle chez les sujets jeunes adonnés aux travaux délicats, comme on le voit dans les colléges et dans tant de professions industrielles des villes : compositeurs, dessinateurs, graveurs, tailleurs, couturières, piqueuses de bottines, etc.

§ 46. **Chez les sujets âgés, l'hypermétropie se manifeste par la presbyopie prématurée.** — A un âge plus avancé, vers trente à trente-cinq ans, et s'il n'y a pas eu grand excès de travail, la manifestation de l'hypermétropie prend un autre caractère ; ce caractère est celui de la *presbytie prématurée* (§ 40). Le malade accuse, de trente à quarante ans, les troubles visuels que l'œil normal ne présente physiologiquement qu'entre quarante et cinquante ans.

§ 47. **Physionomie de l'hypermétrope.** — L'œil hypermétrope se reconnaît souvent, à simple vue, au caractère de brièveté du globe ; la cornée fait saillie sur la sclérotique dont l'équateur élargi est séparé d'elle par une sorte de sillon : on peut dire que, comme le globe terrestre, un œil fortement hypermétrope est aplati vers ses pôles et renflé dans son équateur (voyez la fig. 5, p. 48).

L'hypermétropie est, à un haut degré, un état héréditaire, quoiqu'il puisse, il est bien entendu, être tout à fait individuel.

Cet état de l'œil se complique très-fréquemment
de strabisme convergent, confirmé ou intermittent; dans une même famille riche en hypermétropes, le strabisme convergent se rencontre plutôt que dans toute autre.

§ 48. **Hypermétropie, complications.** — L'asthénopie accommodative, si elle n'est pas oppor-
tunément secourue par les verres appropriés, ne
tarde pas à se compliquer de nombre de petites
perturbations secondaires. La première en date est
généralement une congestion habituelle des membranes profondes que suit tôt ou tard une altération de nutrition des milieux transparents. De ces
membranes, c'est la rétine qui paraît la plus atteinte, et souvent sa sensibilité en souffre, présentant, soit de l'hyperesthésie, soit une atténuation
dans son mode de réagir. Une certaine diminution
de l'acuité est la conséquence ordinaire de la pro-
longation de cet état anormal.

Joignons à ce tableau la congestion habituelle
des annexes de l'œil, amenant à sa suite des blépharites, des conjonctivites fréquentes, du larmoiement, quelquefois des engorgements du sac lacry-
mal [1], et nous aurons une idée des conséquences

1. Des relevés statistiques récents (Badal) montrent que
l'hypermétropie est la cause de beaucoup la plus fréquente
de cet engorgement des voies lacrymales.

inévitables d'une asthénopie par déficit de la réfraction. Comme symptôme fréquemment accusé, notons aussi un grand sentiment de lourdeur dans les paupières, la difficulté à les ouvrir, le matin, au réveil.

§ 49. **Hypermétropie; traitement et hygiène**.

— A cet état d'origine géométrique peut-il être adressé plus puissant remède que celui qui le neutralise dans sa cause, à savoir : la compensation optique du déficit de la réfraction, et que, par un réel bonheur pour l'humanité, procure la lunette convexe !

Maintenant, qu'en regard de ce simple moyen on veuille bien placer le tableau des méthodes vagues, sans indication ni précise, ni surtout fondée, interminables dans leur administration, inutiles de plus et en outre cruelles, que la chirurgie ancienne opposait sans discernement à l'asthénopie. Elle est près de nous, l'époque où l'on n'avait, contre les troubles que nous venons de passer en revue, d'autres essais à tenter (et avec quel succès!) que les sangsues, les purgatifs répétés, les ventouses sèches et scarifiées, les vésicatoires, les moxas, enfin, dernière ressource, le séton à la nuque! Cette échelle parcourue, le malade était définitivement classé parmi les amblyopes incurables!

Mais arrêtons-nous ; l'expérience n'est plus à faire, et les milliers d'asthénopes soulagés, guéris chaque année par la seule indication du verre correcteur de leur hypermétropie, ne laissent plus désormais place à la moindre objection. Qu'on tente donc de faire abandonner leurs lunettes aux malheureux ouvriers qu'elles ont arrachés au désespoir et rendus à leur profession, c'est-à-dire à la vie !

Le préjugé régnant à l'endroit des lunettes se rencontre parfois sous une forme assez curieuse. « Mais en prenant ainsi dès aujourd'hui un verre d'un numéro aussi élevé (il s'agit par exemple du n° 12 (3. dioptries) pour un homme de cinquante-cinq ans), ne dois-je pas craindre, docteur, nous dit-on souvent, d'arriver plus ou moins vite, par les progrès de l'âge, à n'en plus trouver d'assez forts ? »

La réponse à cette appréhension est facile. Une hypermétropie totale de 10 dioptries est celle qui à 20 ans réclame, après paralysie par l'atropine, un verre de 10 centim. de foyer pour voir au loin. A soixante-cinq ans, ce sujet sera dans le même cas sans l'intervention de l'atropine ; il aura perdu les 10 dioptries qui mesurent à 20 ans le champ de l'accommodation. Ce sujet aura donc, pour lire à 25 centimètres, besoin d'ajouter aux 10 dioptries nécessaires à la vision distante, une lentille de

25 centim. de foyer ou de 4 dioptries. Il réclamera
donc pour cette distance (très-rapprochée assurément) 14 dioptries, ou un verre de 7 centim. de
foyer. Or, nos boîtes d'essai ou la collection courante des opticiens s'étendent jusqu'à 20 dioptries.
On ne sortirait donc pas des limites commerciales
même avec une hypermétropie de 16 dioptries !
Ajoutons qu'un œil emmétrope, après l'opération
de la cataracte, ne réclame qu'un verre de 10 dioptries pour voir au loin, et un de 13 pour lire à 33
centimètres. On voit que la marge est assez grande.

§ 50. **Cas où la vision à courte distance se
maintient sans difficulté dès qu'on exclut
un œil.** — Cette circonstance, bien établie, fait
connaître que la difficulté dont se plaint le sujet,
de ne pouvoir s'occuper un certain temps de près,
tient à la résistance que rencontre la convergence
des deux axes optiques sur un point rapproché.
Cette résistance provient de la prépondérance d'action des muscles abducteurs sur les adducteurs et
a reçu le nom d'*insuffisance des droits internes*. Ce
défaut d'harmonie peut se rencontrer chez l'emmétrope et même encore, quoique bien plus rarement, chez l'hypermétrope. Cependant, comme
elle est l'apanage très-fréquent de la myopie, nous
l'étudierons parmi les suites ou les complications
de cette dernière maladie (57).

DEUXIÈME CLASSE

DES SUJETS QUI NE VOIENT NETTEMENT QU'A COURTE DISTANCE.

De la myopie. Ce que c'est. — Caractéristique de la myopie. — Caractères de la vision rapprochée chez le myope. — Physionomie de l'œil myope. — Myopie progressive. Symptomatologie. — Son mécanisme. — Asthénopie musculaire ou par insuffisance des forces de la convergence. — Mécanisme du strabisme divergent, symptomatique de la myopie. — Hygiène du myope. — Le myope a-t-il besoin de verres différents pour la vision distante et la vision rapprochée? — Influence des progrès de l'âge sur la myopie. — La myopie est un produit de la civilisation. — Influence que doivent avoir ces considérations sur l'éducation de la jeunesse. — Complications secondaires de la myopie. — Myopie apparente, due aux spasmes de l'accommodation.

§ 51. Myopie. Ce que c'est que la myopie. — On a vu (§ 44 en note) ce qu'il fallait entendre par œil myope : un œil trop long pour son système réfringent, un œil dont le foyer principal tombe en avant de la rétine, dans le corps vitré.

Cet état de l'œil qui correspond à un excès de la réfraction de l'appareil dioptrique relativement à la distance qui le sépare de la rétine, n'est point, comme on l'a cru longtemps, la conséquence d'un excès absolu de la réfraction : en un mot, contrairement à l'opinion ancienne, la cornée et le cristallin y ont les mêmes courbures que dans l'œil normal, et les milieux, le même indice de réfraction.

C'est le globe lui-même qui est trop long pour l'appareil de la réfraction (on l'a vu mesurer presque jusqu'à un tiers de la longueur totale de l'œil sain, en sus de cette longueur elle-même. Voy. fig. 6, p. 49.)

Cet allongement du globe, cause prochaine de la myopie, reconnaît lui-même pour origine une altération anatomique caractérisée par une ectasie (distension) des membranes profondes, suite de leur atrophie ou absorption progressives. (Staphylôme postérieur.)

§ 52. **Caractéristique de la myopie.** — La myopie est d'un diagnostic facile : vision nulle ou confuse de loin, immédiatement et extrèmement améliorée par l'approche d'un verre concave approprié.

§ 53. **Caractères de la vision rapprochée chez le myope.** — Mais s'il y voit mal de loin, le myope, au contraire, voit très-bien de près ; mieux, en apparence, mais en apparence seulement, que tout autre œil. Son *punctum proximum* s'est en effet rapproché de lui en même temps que le *punctum remotum ;* n'a-t-il pas la même étendue d'accommodation que tout autre œil du même âge ? Ne possède-t-il pas comme tout autre un muscle ciliaire ? Pouvant ainsi rapprocher notablement de ses yeux les objets menus et délicats, il se procure de ces petits objets des images beaucoup plus grandes que ne le peut l'œil moyen, et, par là, avec une acuité réellement moindre de la vision, il semble jouir d'une faculté visuelle supérieure. Ajoutons que, eu égard à la condition habituelle de sa pupille, naturellement beaucoup plus dilatée que celle de l'œil moyen, il réclame moins de lumière dans la vision de près. Toutes circonstances qui ont concouru à fonder ce préjugé regrettable « que l'œil myope était un bon œil ».

L'allongement graduel, dans la myopie progressive, du globe oculaire repose sur la distension et le ramollissement de ses enveloppes qu'entraîne la choroïdite séreuse, compagne presque inévitable d'une myopie tant soit peu prononcée. Aussi n'y a-t-il rien dans l'hygiène oculaire de plus digne de la préoccupation du médecin de la famille, que la surveillance d'une myopie. Abandonné à lui-même, soumis à la continuité d'action des causes qui ont décidé de sa forme, l'œil trop long a pour perspective fatale, soit la myopie progressive, soit l'asthénopie musculaire. L'œil myope ne devient un œil à peu près normal que lorsque le processus de l'atrophie et la distension des membranes profondes sont arrivés à un état stationnaire ; et cela n'arrive qu'à la suite d'une hygiène oculaire spéciale, ou de la cessation du travail de près. Toute l'attention du médecin doit donc être portée sur les conditions propres à entraver cette marche progressive.

Arrêtons-nous donc un peu sur ce sujet si intéressant pour tous les travailleurs.

L'amoindrissement, souvent extrême, de l'acuité visuelle du myope ressort avec une écrasante vérité d'un tableau présenté par nous à l'Académie de médecine le 15 juin 1875, dans une étude sur la myopie, dans ses rapports avec le service militaire. Ce tableau offrait cinq courbes reproduisant sous forme graphique le relevé de l'acuité visuelle de 900 cas de myopie, divisés en cinq classes, différant de l'une à l'autre d'un douzième d'excès de réfraction (3 dioptries).

Dans la 1re classe (myopies comprises entre 0 et 1/12), sur cent cas, un tiers (28,44 0/0) présente l'acuité normale ou $= 1$; les 4/5 environ (soit 79,10 0/0) une acuité au moins égale à 1/2 ; au-dessous de ce dernier chiffre, 21 0/0, par conséquent, dont 1,25 d'yeux perdus.

Dans la 2e classe (myopies comprises entre 1/12 et 1/6), l'acuité normale ne se rencontre plus que 10 fois sur 100. L'acuité 1/2 y figure encore pour les 2/3 à peu près ; mais au-dessous de 1/2, on trouve 34,25 0/0 dont 1,85 d'yeux perdus.

Entre un quart et un sixième, les myopes commencent à fortement décliner, au point de vue de l'acuité de la vision. Sur 100 d'entre eux, on ne compte plus que 3,62 doués d'une acuité entière. La fraction 1/2 y figure pour les 2/5 (soit 43,44 0/0); mais si l'on poursuit, les nombres correspondant aux degrés d'acuité inférieurs s'accroissent sensiblement et s'élèvent à 56,56 0/0, dont 11 au-dessous de 1/10 et 4,34 perdus.

Entre 1/4 et 1/3 la disproportion s'accentue : Plus un seul cas d'acuité normale ou égale à l'unité; l'acuité 1/2 ne figure plus que pour 22 0/0, moins que le quart des sujets; avec une acuité inférieure à 1/2 se montre des plus menaçants le chiffre de 77,20 pour 0/0, dont 28,80 au-dessous de 1/10 et 11,40 d'yeux perdus (plus d'un dixième).

Mais le tableau est plus sombre encore quand on aborde la dernière catégorie, les myopies supérieures à 1/3.

Ici, le nombre des cas où l'acuité n'atteint pas 1/2 s'élève à 45,55 0/0, dont 31,15 au-dessous de 1/10 et 28,48 perdus. En somme, 60,63 0/0 sans valeur industrielle quelconque !

Et l'on notera que sous la rubrique « *yeux perdus* » nous faisons allusion aux accidents suivants : Scotômes centraux par hémorrhagie choroïdienne, ou envahissement de la région polaire par le staphylôme postérieur, décollement de la rétine,

GIRAUD-TEULON.4

synchisis ou ramollissement opaque du corps vitré, cataractes consécutives, etc...

Tel est le bilan de la myopie en fait d'acuité visuelle.

§ 53 bis. **Valeur effective de l'œil myope dépourvu de lunettes, dans ses rapports avec les objets éloignés**. — La question de la myopie dans ses rapports avec le service militaire, et le port des lunettes dans l'armée, a fait naître le besoin de savoir : « à quel degré d'affaiblissement de l'acuité visuelle, correspond, dans la vision des objets distants, la perception de l'œil myope sans lunettes. »

L'expérience sur des yeux emmétropes rendus myopes par l'apposition de verres convexes, nous avait permis d'établir qu'un œil physiologique voyait dans cette épreuve sa vision s'affaiblir de *un demi* pour une première dioptrie d'excès de réfraction (1/36); cette même acuité tombant à 1/10 pour un excès de 2 dioptries (1/18).

Des essais directs sur des myopes doués d'une acuité physiologique, ont conduit le professeur Noël de Louvain aux résultats suivants, plus près de la vérité :

L'acuité utile au loin varie entre 2/3 et 2/5 pour les myopies inférieures à 1/42;

Elle est plus petite que 1/4, de 1/30 à 1/20;

Descend à 1/7 entre 1/18 et 1/15 ;

A 1/12 entre 1/13 et 1/10 ; puis tombe lourdement à 1/30, pour des myopies comprises entre 1/6 et 1/5.

§ 54. **Aspect de l'œil myope**. — L'œil du myope porte le plus souvent avec lui des signes apparents propres à le faire distinguer ; il est relativement volumineux, dur sous la pression : la cornée (sans être pour cela plus courbe que dans l'œil régulier) se continue sans saillie avec la courbure même de la sclérotique ; le globe est donc pointu en avant ; il forme l'extrémité antérieure d'un ovoïde à grand axe antéro-postérieur.

Le myope lui-même a une allure qui lui est propre ; voyant fort confusément à distance, il ne se donne pas la peine inutile de chercher à distinguer les traits ou la physionomie des personnes qui feront partie du même cercle. Enfin, quand il veut voir avec un peu plus de netteté, il cligne (d'où son nom de myope : μύειν, cligner), c'est-à-dire rapproche instinctivement les paupières. Quelques mots sur cette pratique, si caractéristique.

§ 54 bis. **Du clignement**. — Le resserrement de l'ouverture palpébrale, réduite ainsi à une étroite fente horizontale, a pour effet immédiat une singulière amélioration de la vision. Cet effet est communément attribué à la correction de l'astigmatisme ou asymétrie de la réfraction qui accompagne souvent les hauts degrés d'anomalie de cette fonction. Le véritable mécanisme (optique) de cette pratique est plus complexe dans ses causes : il a été, dès le XVIIᵉ siècle, mis en lumière par Dechâles, savant jésuite. Il est dû, non à la réduction dans tous les sens, un seul excepté, des cercles de diffusion dans les images produites par un appareil de réfraction non adapté, comme cela aurait lieu dans un appareil lenticulaire homogène. Le cercle de diffusion rétinien n'est pas, à proprement parler, un cercle, ni une ellipse, ni une autre figure simple. Il est constitué par un groupe circulaire de plusieurs images disposées à côté les unes des autres, et produites, chacune, par l'un des secteurs très-tranchés dont se compose le cristallin. Toutes ces images se superposent parfaitement, lorsque l'appareil est *exactement accommodé pour la distance de l'objet.* En toute autre circonstance, elles empiètent plus ou moins les unes sur les autres et peuvent même être entièrement séparées; et tel est le cercle de diffusion physiologique. C'est par ce mécanisme que se produit le phénomène de la polyopie uni-oculaire, accusé dans certaines maladies de la réfraction dynamique (paralysies de l'accommodation) et dans les anomalies de la réfraction statique.

On en a un exemple commun dans le dire des myopes qui ne voient le croissant lunaire que terminé par plusieurs cornes.

Or, la réduction de l'ouverture palpébrale réduit ces images à deux, placées dans le même méridien (horizontal), chevauchant par conséquent moins l'une sur l'autre que celles fournies par deux secteurs contigus. De plus, l'une d'elles est toujours plus éclairée et plus centrale que l'autre, et attire alors davantage l'attention. Enfin les deux images les plus notables qui appartiennent à chaque œil, se fusionnant dans l'acte binoculaire, à l'exclusion des plus faibles, il en résulte pour le myope une amélioration visuelle dont on ne peut apprécier la valeur que par l'expérience. On n'a, pour cela, qu'à se rendre myope par l'apposition devant ses yeux de deux verres convexes de 6 ou 8 pouces, par exemple ; tout devient immédiatement confus. Que l'on cligne alors, et l'on se rendra compte de toute l'importance de ce petit acte instinctif dans la vision des myopes.

§ 55. Myopie progressive. — Symptomatologie. — Passons maintenant à la symptomatologie de la myopie progressive.

Un sujet atteint de myopie progressive se reconnaît à des phases plus ou moins accusées et plus ou moins fréquemment renouvelées d'irritation

4.

congestive du côté des yeux ; si la rétine, la choroïde, deviennent le siége d'altérations que l'ophthalmoscope révèle seul de façon irrécusable, les annexes de l'œil et les sensations subjectives du malade témoignent auprès de lui et du médecin des altérations internes. Le malade sent de la chaleur locale, il a les yeux souvent rouges, collés le matin ; il sent des lourdeurs congestives vers les orbites, de la plénitude ; son œil lui semble trop gros pour l'orbite. Mais ce qui le frappe le plus et le tourmente souvent, c'est la présence, habituelle chez lui, des mouches volantes (§ 80).

Ces images entoptiques. présentent tous les caractères et tous les degrés ; et s'il n'y a assurément point lieu de se préoccuper des petits *spectres perlés*, phénomènes presque physiologiques, il est certain cependant que le nombre et la teinte obscure des corps flottants de l'hyaloïde doivent être pris en considération.

Quand ces corps deviennent volumineux, quand ils exécutent, à chaque mouvement des yeux, de grands déplacements, l'intégrité du corps vitré est nécessairement compromise.

Si maintenant les malades voient parfois apparaître des éclairs, des pluies d'étoiles ; si de jour en jour la lumière extérieure les fatigue davantage, sachez que ce sont là autant de signes de l'atrophie qui dévore la choroïde et met à nu le fond nacré de la sclérotique. Bientôt les images sont interrompues dans leur étendue ou leurs contours (scotomes) ; l'acuité périphérique de la vision diminue de plus en plus rapidement ; le malade commence à ne plus pouvoir fixer avec un œil, et ce trouble fonctionnel s'étend plus ou moins tôt à tous les deux.

Parvenue à ce point, l'affection est tout à fait grave, le médecin ordinaire voit sa responsabilité engagée ; des épanchements de sang, des infiltrations séreuses, l'opacité du corps vitré, des décollements rétiniens, la cataracte, sont suspendus sur la tête de son client.

§ 56. **Mécanisme de la myopie progressive.** — Mais sans arriver à cette période presque extrême, il est une autre complication de la myopie plus particulièrement intéressante en ce que son étude nous mène directement à l'établissement des lois hygiéniques propres à combattre l'affection elle-même.

L'analyse du mécanisme de la vision binoculaire nous apprend que si toutes les manifestations symptomatiques dont l'exposition précède sont à rapporter à l'allongement du globe, celui-ci reconnaît pour cause l'excès de la pression exercée sur le globe, dans l'acte de la convergence, par les muscles qui l'embrassent et gouvernent ses mouvements.

Dans l'état d'équilibre de l'œil normal lui-même, le simple mouvement de convergence mutuelle des axes optiques entraîne invinciblement une augmentation de la pression intra-oculaire. Or cette tension, qui est loin d'être insensible dans un globe sphérique et dans des conditions régulières, quand l'objet est rapproché à une distance inférieure à vingt-cinq centim., imaginez ce qu'elle doit être sous l'action de muscles distendus appliqués à un globe devenu ovoïde, engagé dans un infundibulum conique, la cavité orbitaire.

A mesure que le myope doit rapprocher les objets davantage, qu'il doit par conséquent amener ses axes optiques à un degré plus prononcé de convergence mutuelle, les forces nécessaires à produire cet effet doivent devenir plus grandes. Mais en même temps, et dans les mêmes proportions, la tension intérieure, qui augmente, accroît l'allongement du globe ou la marche du staphylôme postérieur.

Dilemme inévitable! La tendance de la maladie à une marche plus rapide croît avec chaque degré de son développement.

§ 57. Asthénopie musculaire ou par insuffisance des forces de la convergence. — Les conséquences de la lutte établie entre les forces motrices appliquées au globe oculaire et la tension réactionnelle du contenu du globe ont parfois une tout autre physionomie et présentent des caractères fort différents.

Dans le mécanisme que nous venons d'analyser, la réaction de l'enveloppe du globe, appuyée sur son contenu, contre l'excès de pression développé par les muscles dans l'acte de la convergence mutuelle, au lieu de céder graduellement devant cette pression, peut lutter avec avantage et tenir les muscles en échec. Dans cette lutte, en effet, les muscles distendus peuvent devenir et deviennent souvent inférieurs à l'objet qu'ils ont à remplir. Leur force propre tend alors à se montrer plus ou moins vite insuffisante. Or, qu'est-ce que cette insuffisance, sinon un état plus ou moins prochain de fatigue ou d'épuisement? Alors s'observe l'impossibilité de maintenir plus ou moins longtemps l'attention binoculaire fixée sur des objets rapprochés ; au bout d'un temps variable, et relativement court, d'application, les malades accusent tout un ensemble de symptômes offrant avec ceux de l'asthénopie accommodative (§ 43) une certaine analogie.

Ainsi :

« La vue, nette au commencement du travail, devient bientôt plus ou moins pénible, puis impossible. Les yeux se voilent, se remplissent de larmes ; les malades ressentent de la gêne, de la douleur dans l'orbite, particulièrement dans la région du grand angle de l'œil (quelquefois aux tempes); les lettres dansent, miroitent, paraissent instantanément doubles pour se fusionner immédiatement. Le malade éprouve le besoin d'éloigner de lui l'objet de son travail et se sent plus ou moins soulagé s'il ferme un œil en le couvrant de sa main. » (Voy. 50.)

Chez ces sujets s'observent très-souvent des blépharites chroniques, des orgeolets à répétition, de l'épiphora, des migraines, comme dans l'asthénopie accommodatrice ; et il est inutile de dire qu'on ne triomphe définitivement de ces misères qu'après avoir préalablement remédié à l'anomalie fonctionnelle (§ 104,105,110).

Parmi ces manifestations de l'asthénopie musculaire, il en est une que nous n'avons notée dans aucun livre, mais que nous avons très-souvent observée, assez fréquemment même pour qu'en la rencontrant nous y trouvions un indice diagnostique. C'est une certaine rougeur, une injection vive et rosée, comme érysipélateuse (la tuméfaction en moins) du visage, une exagération de la « floridness » des Anglais.

Nous la signalons à l'observation de nos confrères spécialistes.

§ 58. **Mécanisme du strabisme divergent**

symptomatique de la myopie. — L'exclusion d'un œil, dont il vient d'être question dans le § précédent, s'établit d'ailleurs très souvent spontanément ; la myopie de l'âge avancé, la myopie élevée de la jeunesse, présentent fréquemment ce symptôme : *strabisme divergent*. Il ne faut voir là autre chose qu'un acte spontané, instinctif de la part de l'individu, qui se dérobe aux conséquences de l'insuffisance des muscles de la convergence binoculaire, à l'asthénopie musculaire qui en est l'effet, par une déviation dans le sens de la divergence.

§ 59. **Hygiène du myope**. — Ces considérations suffisent à indiquer les principes généraux qui devront diriger la conduite du médecin hygiéniste. L'œil du myope est menacé dans deux directions : par la tension intra-oculaire, par l'insuffisance musculaire. Mais ces deux dangers n'ont qu'un seul et même point de départ : la convergence binoculaire, surtout si elle est exagérée. L'accommodation n'y a aucune part. Le myope a toujours à son service plus d'accommodation que les circonstances ne l'exigent. Ce qui le menace, c'est l'obligation de pointer *binoculairement* trop près. Tous les soins de ses conseils doivent avoir cet objet : procurer au myope la vision nette à la distance la plus grande possible ; en général, de

huit à douze pouces s'il se peut (de 22 à 33 centimètres).

Un autre motif, secondaire, il est vrai, relativement au premier, de tenir les objets à une certaine
distance, est le danger que court le myope en se
courbant sur son ouvrage, en penchant la tête en
avant, de comprimer les vaisseaux efférents qui
ramènent le sang de la tête ; la congestion choroïdienne trouvant dans cette entrave à la circulation
un évident encouragement.

Or, le moyen d'éviter ce trop grand rapprochement des objets consiste exclusivement dans l'emploi des lunettes propres à donner aux rayons trop
peu divergents (ou provenant de points trop distants eu égard au pouvoir réfringent propre de
l'œil), le degré de divergence réclamé par cet état
de réfraction. Ces verres, chacun le sait, sont les
verres concaves. Leur détermination exacte exige
d'ailleurs des calculs qui ne sauraient trouver leur
place ici.

De l'analyse mécanique qui précède découle
donc, contrairement aux habitudes et aux opinions
communes, la conséquence suivante : à savoir que
le myope est plus astreint encore à l'usage des
verres négatifs dans la vision *de près* que dans la
vision à distance.

A moins qu'il ne soit placé en vigie, en senti-
nelle, le myope peut, à la rigueur, se contenter,

pour l'éloignement, d'une vue imparfaite. Sous ce rapport, il pourrait, à son choix, faire ou non usage des lunettes propres à neutraliser sa myopie. Mais, dans les applications de près, qui exigent la netteté des images, cette vue nette ne peut être obtenue que par un rapprochement dangereux des objets ; et il ne peut se soustraire à cette nécessité que par l'usage de verres concaves appropriés au degré de sa myopie et à la distance à laquelle il convient qu'il maintienne les objets de son travail.

En résumé, chez le myope, les verres concaves ont un double objet : à distance, ils lui servent à voir avec netteté ; de près, ils lui servent à voir, non mieux, mais de moins près.

§ 60. **Le myope a-t-il besoin de deux sortes de verres ?** — Maintenant, il y a lieu de se demander s'il est nécessaire que le myope fasse usage de verres différents pour la vision de loin et pour la vision de près ?

En se faisant une habitude constante de l'usage des verres neutralisants, le myope se met ainsi, autant du moins que le permettent les imperfections de nos moyens artificiels, dans les conditions de l'œil emmétrope ; et ce que nous dit la théorie, l'expérience le confirme. Donders a observé que les personnes qui, dès leur jeunesse, ont été pourvues de verres neutralisants, n'ont point eu à déplorer plus tard les conséquences de la myopie progressive. Leur myopie est demeurée stationnaire.

Mais à cette règle générale il y a deux exceptions à opposer.

Premièrement, le malade est atteint d'une myopie très-élevée et compliquée d'amblyopie. L'acuité très-réduite de la vue exige un grand rapprochement des objets, si l'on veut obtenir des images de grandeur suffisante. L'emploi du verre concave peut donc devenir contre-indiqué, car l'intervention d'un verre concave fort diminue assez notablement la grandeur des images (§ 116).

Et si, ce qui est le plus ordinaire, il existe en même temps un certain degré d'insuffisance dans la puissance de converger, le cas devient tout à fait délicat à résoudre, car il faut choisir entre l'exclusion d'un œil pour la vision de près et la ténotomie de l'un ou des deux droits externes. La conservation de la vue, dans un organe au moins, est quelquefois à ce prix.

Secondement, le myope n'est plus jeune; sa myopie est assez élevée (entre $\frac{1}{5}$ et $\frac{1}{8}$, par exemple); un désaccord inévitable s'est établi entre l'accommodation de chaque œil et leur convergence mutuelle, et les nouveaux rapports sont devenus une seconde nature. Le verre propre à neutraliser la myopie, excellent pour la vue à distance, si on l'applique, sans transition, aux objets rapprochés, met en lumière la désharmonie survenue entre les deux forces synergiques qui concourent à la vision rapprochée. Le malade vous dit alors que ses lunettes pour le loin, lui nuisent manifestement dans les applications rapprochées ; elles lui *tirent* les yeux. Cela s'explique parfaitement.

Le myope, avons-nous vu, a toujours plus d'accommodation disponible qu'il n'est nécessaire pour une convergence donnée. Travaillant ordinairement sans lunettes, il s'habitue donc à relâcher cette force ; quand il agit ainsi depuis longtemps, le rapport régulier, physiologiquement établi entre les deux énergies musculaires, adaptation et convergence, se voit graduellement rompu. Tout d'un coup, on interpose un verre concave relativement fort ; à un rapport donné des axes optiques correspond subitement une divergence inaccoutumée des rayons, et par suite la nécessité d'une accommodation adéquate. Ces rapports nouveaux, exacts si l'œil eût été régulier, sont devenus pour le myope transformé par l'habitude, des rapports anormaux, et l'organe ne saurait subitement les accepter. Il faut donc le préparer graduellement à cette reconstitution fonctionnelle. On y arrive en ne corrigeant à la fois qu'une portion de la différence ; on donne alors au sujet, pour la lecture et le travail de près, le verre concave le plus faible de ceux qui lui permettront la vision nette à 14 pouces (40 centimètres) ; puis tous les six mois, ou tous les ans, on accroîtra la force de ce verre de manière à atteindre en trois ou quatre années la valeur du verre neutralisant. Alors le même verre, porté constamment, servira également à la vision de près et de loin, et le sujet sera replacé dans des conditions très-voisines de l'état physiologique.

Mais dans toutes ces circonstances, le sujet ni ses conseils ne devront perdre de vue le point capital établi plus haut : à savoir, que ces verres, dans la vision de près, ne sont point donnés pour faire *mieux voir*, mais seulement pour faire voir de *moins près*. S'il profitait de ces lunettes pour rapprocher les objets, loin de lui être utiles, ces instruments aggraveraient infailliblement son état. Cependant tel n'est pas généralement le cas ; le malade, par les raisons que nous venons d'exposer, n'ayant plus, armé de ces verres, la même tendance à rapprocher.

En résumé, le but auquel on doit tendre est d'amener graduellement le myope aux conditions de la réfraction régulière, par l'emploi du verre exactement neutralisant à toutes les distances et pour toujours. On peut y réussir de très-bonne heure si le sujet est jeune ; plus on s'y prend tard, plus il importera d'apporter de précautions pour atteindre ce but.

§ 61. Ce que devient la myopie avec les années. — Si la presbyopie n'est autre chose que l'insuffisance sénile de l'accommodation, la myopie peut et doit se compliquer de presbyopie aussi bien que les autres espèces de vues. Seulement le sujet peut n'avoir pas à en souffrir, ni même s'en apercevoir. Cela dépendra du degré de son anomalie.

Myopie élevée. — Ainsi le point de départ de la presbyopie étant fixé sur la distance de huit pouces (22 centimètres), un myope dont le point éloigné est à huit pouces, après la perte totale de son accommodation, verra encore distinctement à huit pouces, mais il ne pourra voir nettement ni au delà, ni en deçà de cette distance. Si les nécessités de sa profession ne l'obligent pas à un travail excessivement délicat, il pourra donc ignorer toujours l'existence de sa presbyopie : il sera presbyte sans le savoir.

Myopie faible. — Dans le cas d'une myopie peu élevée, il en est autrement. A partir d'un 1/15, le myope, comme l'emmétrope, devra, mais très-tardivement, éprouver les effets de la perte de son pouvoir accommodateur. Alors il lui faudra un verre concave pour la vision à distance, et un verre convexe (faible) pour la lecture. Mais ce ne sera guère avant soixante ans et seulement dans le cas d'une myopie légère.

Les développements qui précèdent répondent à l'avance à la question si souvent posée : la vue du myope ne s'améliore-t-elle pas avec les années ? Pour être fixé à cet égard, on n'a qu'à considérer que par le progrès des années l'acuité de la vision diminue chez tous les hommes ; secondement, que le myope menacé ou attaqué par une altération progressive des membranes profondes de l'œil, voit cette seconde cause ajouter encore aux effets de la diminution physiologique de l'acuité ; troisièmement enfin, que si la maladie des membranes profondes progresse, la myopie elle-même augmente proportionnellement.

Deux causes cependant doivent être mentionnées, et qui, sans transformer réellement la condition optique du myope, peuvent rendre avec les années sa vue meilleure, et ont certainement donné lieu à ce préjugé général que la vue du myope s'améliore avec le temps.

La presbytie n'a été, dans les pages qui précèdent, envisagée par nous que dans son phénomène fondamental : le recul du *punctum proximum*. Nous avons supposé que pendant ce recul du *punctum proximum*, le *punctum remotum* demeurait parfaitement invariable. Exactement parlant, cette proposition serait une erreur ; le *punctum remotum* ne s'ébranle en vérité que tard, après 65 ans, et ne se déplace que de peu (1/30 au plus).

Or cette quantité qui met l'œil régulier dans les conditions de l'hypermétropie (c'est l'hypermétropie acquise de Donders), diminue évidemment le degré de l'excès de réfraction chez le myope.

Ainsi un œil myope de 1/30 devient, à soixante-quinze ans, un œil emmétrope ; une myopie de 1/10 ou de dix pouces, est réduite à 1/18 ; une myopie de seize pouces descend à 1/36, etc. En même temps le punctum proximum a marché à la rencontre du point éloigné et le sujet devient réellement presbyte.

Ajoutez à cela l'action secondaire de la pupille qui se rétrécit physiologiquement avec les années. La grandeur des cercles de diffusion décroît ainsi simultanément avec le degré de la myopie ou de l'excès primitif de la réfraction. Sous tous ces rapports, il est incontestable que l'œil myope peut éprouver de la marche du temps des bénéfices très-positifs, et à cet égard, le préjugé public avait bien certainement sa raison d'être. Nous maintenons cependant la caractéristique précédente de préjugé. L'amélioration dont nous venons d'exposer le mécanisme ne peut s'appliquer qu'à la myopie légère ou plutôt à la myopie parvenue au terme du développement morbide. Mais l'œil myope qui demeure soumis aux causes trop ordinaires de la myopie progressive, n'est pas appelé, bien loin de là, à bénéficier de ces effets de l'âge.

L'atrophie des membranes profondes, qui gagne toujours du terrain, fait malheureusement plus que compenser le léger effet des années sur la position des limites du champ de la vision. Qu'on se reporte aux §§ 53 et 55.

§ 62. **La myopie est un produit de la civilisation.** — Toutes les myopies sans doute ne sont pas progressives ; si le sujet myope se met de bonne heure dans des conditions favorables, s'il écarte avec soin toute cause propre à accroître la pression intra-oculaire , c'est-à-dire à exiger la convergence plus ou moins prononcée des axes optiques, il peut avoir un espoir fondé de prévenir les progrès de la myopie. Mettez à la charrue, jetez dans les haubans d'un navire un jeune myope sous les yeux duquel un livre ne se trouvera jamais, entre les mains duquel un instrument délicat n'aura jamais un rôle à remplir, la myopie, selon toute apparence, ne progressera pas, et si elle est légère ou d'un degré moyen, éprouvera les amendements énoncés plus haut.

Mais que le jeune myope en sortant du collége continue pendant de longues années sans connaître, ni suivre par conséquent, les règles hygiéniques auxquelles il doit s'astreindre, les travaux qui exigent chez lui le rapprochement excessif des objets, alors, nous ne craignons pas de l'avancer, sa myopie est vouée à la progression continue et menacée de toutes les conséquences de la distension incessante des membranes oculaires (55). Et ce résultat, fort à redouter si le jeune sujet appartient à une famille dans laquelle la myopie soit héréditaire, devient inévitable s'il présente les symptômes de *l'insuffisance des muscles droits internes*, anomalie dans laquelle on doit reconnaître, ainsi que nous l'avons fait voir [1], le véritable point de départ de la distension du globe.

La myopie repose donc sur une prédisposition héréditaire ou congénitale; mais les circonstances qui la développent sont toutes un produit de la civilisation.

Les populations rurales, pastorales, les militaires enlevés aux champs, ne comptent qu'une très-faible proportion de myopes. Cette proportion s'accroît au contraire, et d'une façon imposant la conviction sur sa cause, dans les cercles en lesquels se répartit le travail du civilisé.

« L'œil myope ne se manifeste point tel à la naissance. Un observateur exercé peut reconnaître chez un très-jeune sujet de 7 et 8 ans, par exemple, une prédisposition au ramollissement des tuniques oculaires; mais il est plus que rare d'observer une myopie supérieure à 1/36 et les

---

1. Voir les *Ann. d'oculistique*, décembre 1866.

débuts d'un staphylòme à cette époque de la vie.

L'examen des statistiques, par contre, nous montre le chiffre proportionnel de la myopie dans la population, et le degré lui-même de la myopie s'élevant avec le degré des études.

Des relevés faits dans ces dernières années dans de nombreux établissements scolaires jettent sur ces premiers aperçus une éclatante lumière. Le docteur Hermann Cohn (de Breslau) s'est imposé la tâche d'examiner lui-même un nombre considérable (10.060) d'élèves et d'étudiants de toute catégorie et d'en mesurer la réfraction.

Sur ces 10.060, il a relevé 1834 anomalies fonctionnelles ; et sur ces dernières 1004 myopies, dont 10 héréditaires et 58, conséquences d'autres affections oculaires.

D'où il ressort d'abord que, dans les écoles, la myopie est cinq fois plus fréquente à elle seule que toutes les autres anomalies visuelles réunies.

Les tableaux dressés par ce patient observateur nous apprennent en outre :

1° Qu'il n'existe pas d'écoles sans myopes ;

2° Que relativement peu nombreux dans les écoles de village (1,4 0/0), ils le deviennent 8 fois plus dans celles des villes (11,4 0/0) ;

3° Que, dans les écoles urbaines, la proportion des myopes s'élève avec le degré des écoles :

Ecoles primaires   6.7   0/0

Écoles moyennes   10.3   0/0
Écoles normales   19.7   0/0
Gymnases —   26.2   0/0

4° Dans les gymnases, plus de la moitié des élèves de 1re classe sont myopes ; et dans toute école, n'importe à quelle catégorie elle appartienne, les classes supérieures contiennent plus de myopes que les inférieures.

5° Enfin le degré de la myopie augmente de façon assez régulière avec le degré des écoles et de $1^d,5$ environ, de deux en deux années avec l'âge du sujet. Par contre, il n'a pas été rencontré de myopes parmi les élèves n'ayant pas encore terminé leur premier semestre de fréquentation scolaire.

Le travail de près est donc le fait déterminant de la production de la myopie, comme l'insuffisance des forces adductrices, dans le mécanisme moteur des yeux, en est le facteur prédisposant. Et ces effets seront d'autant plus accentués et rapides que le sujet pourra se trouver dans des circonstances particulières l'obligeant à se rapprocher davantage de l'objet de son attention.

Parmi ces causes secondaires nous devrons citer :

L'insuffisance de l'éclairage ;

L'impression défectueuse, encre pâle et trop petits caractères ;

Les opacités cornéales ;

Une amblyopie première ;

Toutes les circonstances, en un mot, qui poussent le sujet à chercher, par le rapprochement de l'objet, à se procurer des images rétiniennes plus grandes.

Ces considérations, on le voit, sont du plus haut intérêt pour l'avenir des jeunes générations, et appellent toute la sollicitude non-seulement des familles et de leur médecin, mais des conseils d'hygiène.

§ 63. **Influence que doivent avoir ces considérations sur l'éducation de la jeunesse.** — Avant de livrer un enfant dont la vue est faible, « tendre » [1], disent les parents, aux règles inflexibles de la discipline monacho-militaire de nos établissements français d'instruction secondaire, il est plus qu'indiqué de soumettre les yeux de cet enfant à l'examen ophthalmoscopique. Si la choroïde est amincie, érodée déjà sur quelques points, si le disque papillaire porte déjà un petit croissant, s'il existe un indice d'insuffisance des muscles droits internes, l'avenir de l'œil est compromis.

---

1. Chez ces enfants, l'examen ophthalmoscopique décèle un fond blanc rosé, une choroïde à peine pigmentée, à travers laquelle on voit la sclérotique : c'est déjà le début, le germe de la choroïdite atrophique ; on doit noter aussi chez ces sujets des indices de l'insuffisance des muscles droits internes.

Les six ou huit années universitaires sont bien menaçantes pour l'intégrité ultérieure de l'organe. Cet avertissement donné aux familles et à leurs conseils n'est pas sans droit pour remonter jusqu'aux pasteurs même de ces jeunes troupeaux. Si l'hygiène alimentaire est devenue aujourd'hui, à l'endroit de nos enfants, l'objet de préoccupations dont notre génération n'a pas été appelée à profiter, l'hygiène de la vue, nous n'en doutons pas, aura également son tour. Alors nous verrons les chefs d'établissements d'éducation consulter aussi à cet égard les prescriptions de la science. Alors on n'aura plus ce spectacle de malheureux enfants courbés dans des classes insuffisamment éclairées, sur des livres mal imprimés, en face de caractères grisâtres, effacés, microscopiques, pendant plusieurs heures de suite. Les périodes de travail, fréquemment coupées par des intervalles de repos, ne seront plus suivies de cet âpre besoin de changement d'équilibre que le poumon témoigne par des cris au moment de l'irruption, dans la cour des récréations, de l'essaim subitement délivré ; rupture d'équilibre que la tension oculaire accuserait aussi trop souvent si, comme le poumon, la choroïde avait le larynx à sa disposition.

Enfin il n'est pas jusqu'au choix de la profession qui ne doive porter les familles à solliciter les conseils de l'homme de l'art et des directions qu'on n'invoque aujourd'hui que bien rarement et la plupart du temps après un mal irréparable accompli.

§ 63 *bis*. **Influence de l'hérédité et de certaines autres causes non-mécaniques.** — Parmi les causes les plus ordinaires de la myopie, on a cité l'hérédité. Le fait est incontestable et s'observe sur une très-grande échelle. Mais dans cette observation, il faut plutôt reconnaître la transmission héréditaire des conditions qui renferment en elles les éléments mécaniques, facteurs futurs de la myopie. Ces facteurs, nous l'avons suffisamment répété, sont une difficulté congénitale à amener les axes optiques en convergence, et secondement, l'affectation de l'individu lui-même à des travaux délicats prolongés. La prédisposition au strabisme divergent latent, n'est en effet pas moins fréquente que celle inverse au strabisme convergent qui se rencontre si souvent allié à l'hypermétropie.

Ce point de vue n'écarte point d'ailleurs l'idée d'une transmission également héréditaire, et constatée d'ailleurs directement en mainte occasion, des prédispositions morbides aux affections organiques et congestives de la choroïde.

Nous rencontrons en effet ces dernières (les affections choroïdiennes), des staphylômes postérieurs plus ou moins prononcés, peu profonds pourtant en général, chez des sujets n'ayant que médiocrement appliqué leur vue à des travaux soutenus, et dépourvus d'ailleurs de tous symptômes d'insuffisance musculaire.

La cause de ces désordres, auxquels un certain degré de myopie est le plus ordinairement lié, est alors sous la dépendance d'un trouble quelconque de la circulation générale cardiaque ou du système de la veine porte. Nous les avons, pour notre part, surtout observés chez des goutteux et des hémorrhoïdaires. Cela soit dit pour compléter le cadre relatif à la myopie ; mais avec la réserve qu'on doit accorder à des faits exceptionnels, si l'on considère le nombre relativement énorme des myopies exclusivement mécaniques.

§ 64. Complications secondaires de la myopie. — Nous avons vu (§ 55) que la myopie, celle surtout qui progresse, présentait des complications congestives et inflammatoires du côté des membranes profondes, des lésions de nutrition ou de transparence des milieux de l'œil, et tous les troubles secondaires de la vue que ces désordres entraînent nécessairement.

Ces complications exigent impérieusement des traitements spéciaux ; l'observation exclusive de l'hygiène ne suffit pas à les détourner.

Aux congestions fréquentes qui se produisent dans les membranes profondes il faut opposer de petites soustractions sanguines locales, pratiquées dans les régions temporales ou mastoïdiennes, — des dérivations fréquentes sur le tube intestinal, — de fréquentes ablutions des yeux à l'eau fraîche ; les douches d'eau pulvérisée sont du meilleur effet.

Enfin, à l'éblouissement causé par la dénudation de la sclérotique, il convient d'opposer les verres à teinte bleue, qui, sans nuire à la netteté de la vue, écartent les rayons moyens du spectre, les plus irritants pour la rétine.

§ 65. Myopie apparente due aux spasmes de l'accommodation. — La définition que nous avons donnée de l'état de l'œil désigné sous le nom de myopie, ne permettra pas de confondre avec l'allongement absolu du globe, ce rapport vicié de l'appareil de la réfraction dans lequel ce n'est plus l'écran qui est trop éloigné de la lentille, mais celle-ci qui développe un pouvoir réfringent réellement en excès.

Ce cas se rencontre dans les circonstances où l'accommodation se trouve spasmodiquement mise en jeu : on en voit des exemples fréquents dans l'asthénopie accommodative, dans un état de l'œil qui a reçu le nom de « myopia in distans, » états dans lesquels le muscle ciliaire se trouve contracturé ou obéit mal aux ordres de la volonté ou de l'instinct synergique. Le diagnostic différentiel de ces états s'obtient au moyen des instillations d'atropine et ressortit à une analyse qui exige une certaine précision.

Dans ces derniers temps, l'observation de début de la myopie dans les écoles a conduit quelques ophthalmologistes distingués à admettre que la myopie passe souvent, avant d'entrer dans la phase des altérations anatomiques, par une période caractérisée par une simple crampe accommodatrice. Cette remarque est fondée ; nous avons eu bien des occasions d'en constater la justesse. En de tels cas, la myopie subjectivement reconnue, disparaît à l'examen ophthalmoscopique, ou par l'instillation de l'atropine, et il ne s'y rencontre encore aucune trace de staphylôme postérieur.

Mais ces symptômes caractéristiques s'y montrent tôt ou tard ; la myopie apparente devient réelle et *ferme*, pourrait-on dire. Et ce n'est pas seulement l'œil emmétrope qui se transforme ainsi ; les cas ne sont pas rares où une légère hypermétropie congénitale donne lieu elle-même à la formation d'une myopie finale et progressive.

TROISIÈME CLASSE.

ASTIGMATISME OU ASYMÉTRIE DE LA RÉFRACTION.

§ 66. **Sujets qui n'y voient nettement ni de près ni de loin, mais dont la vue est notablement améliorée par le trou d'épingle.** — Cette circonstance bien constatée dans un œil : ne voir nettement ni de près ni de loin, était jadis une des définitions de l'amblyopie. La science moderne a fait justice de cette formule absolue. Or, sans entrer dans les détails techniques de l'ophthalmoscopie, il est facile de donner au médecin praticien un moyen de distinguer d'un affaiblissement soit de la rétine ou du nerf optique, soit d'une obscurité des milieux transparents, certains vices de réfraction répondant au titre ci-dessus, c'est-à-dire s'opposant à la vision nette, tant de près que de loin. Ce moyen, nous l'avons déjà dit, c'est la carte percée du trou d'épingle.

Voici par exemple un sujet jusqu'ici dans l'impossibilité de lire nettement quelque caractère que ce soit, un sujet qu'aucun verre convexe, aucun verre concave ne soulage ni de près ni de loin ; mais qui, mis en rapport avec le trou d'épingle, lit aussitôt, ou voit au loin avec une clarté pour lui absolument nouvelle.

Ce sujet n'est donc pas amblyope ; il n'est pas myope, puisque le verre concave n'améliore pas sa vision à distance ; il n'est pas hypermétrope, puisque le verre convexe ne l'aide pas dans la lecture ; qu'est-il donc ? Nous interrogeons de plus près ce malade et nous apprenons :

1° Que le défaut de netteté de sa vue date du plus loin qu'il se souvienne : ce n'est donc pas un vice acquis ; il date de la naissance, il se lie nécessairement à la forme de l'œil. Ce caractère est de **la plus haute valeur**.

2° Les gros objets réguliers dont il reconnaît les contours généraux, les grandes lettres capitales, par exemple, ne lui paraissent pas seulement confus, mais bien déformés, entourés d'auréoles grisâtres ou irisées ; les cercles lui semblent ovales, etc., etc.

3° Il voit très-différemment à la même distance les barres verticales et les barres horizontales ; ainsi, dans un grillage il verra les barres dirigées dans un certain sens et non les autres ; dans un cadran éloigné il ne distinguera les aiguilles que lorsqu'elles marquent certaines heures ; en inclinant la tête, les lignes précédemment vues perdent de leur netteté, les lignes perpendiculaires en acquièrent.

Ces signes suffisent : l'état de la réfraction est différent dans les méridiens opposés de cet œil. Le sujet est astigmatique. Ces symptômes qui vien-

nent de nous servir à établir la nature de ce sin-
gulier état ne sont point ceux qui ont amené le
malade à réclamer conseil. Indépendamment de
l'imperfection de ses sensations, le malade accuse
tous les symptômes de l'asthénopie. On n'en sera
pas surpris si l'on se représente les efforts conti-
nuels que le sujet est obligé de faire, et en vain,
pour essayer de se procurer des images approxi-
matives de la forme des corps.

L'essai de la vision par l'épreuve comparée des
lignes verticales et horizontales démontre qu'il y a
bien peu d'yeux exempts de tout astigmatisme.
Mais tant que l'asymétrie n'atteint pas le degré
propre à amener les troubles que nous venons de
décrire, et particulièrement une diminution notable de l'acuité, il n'y a pas lieu de s'en préoccuper ; ce n'est pas là un cas pathologique.

§ 67. **Traitement et hygiène**. — Au point de
vue curatif, la question de l'astigmatisme est une
des plus concluantes en faveur de l'optique artificielle. S'il existe dans l'industrie optique un moyen
de compenser la différence de réfraction que l'on a
constatée entre deux méridiens principaux, son
application devient un bienfait absolu, puisqu'il
remédie à la cause même de l'état morbide. La
possession de lunettes qui peuvent corriger l'état
de la réfraction dans un méridien, sans influencer

le méridien qui lui est perpendiculaire (verres cylindriques) a donc les caractères d'un véritable bienfait pour l'humanité.

Quand, après une délicate et attentive analyse, l'ophthalmologiste a su déterminer exactement cette différence de réfraction de deux méridiens principaux; quand, par la combinaison précise, annoncée à l'avance, de deux verres cylindriques, il a rendu à la vie ou plutôt créé à nouveau un œil jusqu'à ce jour presque inutile, la satisfaction qu'il éprouve n'a d'équivalent que dans l'honneur qu'en reçoit la science.

QUATRIÈME CLASSE.

ANOMALIES FONCTIONNELLES AUXQUELLES NE REMÉDIE
PAS LE TROU D'ÉPINGLE. — AMBLYOPIES.

Des amblyopies. — Des interruptions dans le champ visuel périphérique et dans la continuité des images. De l'hémiopie. — Réduction excentrique du champ de la vision. — Interruptions centrales (scotomes). — Photopsie, chromopsie, spectres oculaires. — Vue nébuleuse. — De l'héméralopie (ou cécité crépusculaire). — De la nyctalopie (cécité diurne). — Du nystagmus. — Rétinoscopie phosphénienne. — Des différences entre les deux yeux au point de vue de la sensibilité. — Hyperesthésie rétinienne.

§ 68. **Des amblyopies.** — Après avoir passé en revue les principales formes de troubles visuels, conséquences de vices ou d'anomalies de la réfraction ou des mouvements mutuels des deux organes, nous rencontrons sur notre route les troubles qui prennent leur origine dans des altérations des tissus profonds, et mettent en cause l'intégrité de la transparence des milieux ou la sensibilité même de l'œil.

Ces troubles consistent dans une diminution plus ou moins marquée de l'acuité (§ 32) tant centrale que périphérique, et s'accompagnent, en outre, de nombre de symptômes secondaires qui peuvent mettre le médecin général sur la voie des altérations profondes.

Ce dernier point seul nous occupera ici ; la détermination exacte de ces altérations étant du ressort précis et immédiat de l'ophthalmoscopie.

§ 69. **Des interruptions dans le champ visuel périphérique et dans la continuité des images. — Hémiopie.** — Les interruptions circonscrites ou étendues dans le champ superficiel de la vision, ne sont pas des circonstances indifférentes dans la symptomatologie des affections des yeux. Leur importance s'étend souvent jusqu'à signaler des altérations sérieuses, non-seulement de la rétine et du nerf optique, mais du cerveau lui-même.

Une des premières recherches à instituer dans

toute amblyopie, consiste à déterminer si elle est générale, c'est-à-dire embrassant toute l'étendue de la surface sensible, ou seulement partielle. En second lieu, il conviendra d'établir si l'abolition partielle a son siége au centre ou à la périphérie.

A cet égard une attention exacte, donnée aux plaintes du malade, une étude directe, une mensuration précise du champ superficiel de la vision, au moyen du périmètre, deviennent pour le médecin une source importante d'enseignements diagnostiques. Et nous ne parlons pas ici seulement du médecin des yeux, mais du médecin général.

Dans de nombreuses circonstances, cet examen fonctionnel, lequel n'exige aucunement la connaissance préalable du maniement de l'ophthalmoscope, dénotant *certaines formes des lacunes ou interruptions de la vision en surface*, doit immédiatement diriger le médecin vers le soupçon de formes morbides correspondantes définies, et sur leur localisation.

Prenons pour exemple l'hémiopie. D'une manière générale on peut admettre :

1° Que l'hémiopie binoculaire est symptomatique d'une lésion intéressant les deux tractus qui constituent l'un des nerfs optiques.

2° Que cette hémiopie offre deux formes : dans l'une *a*) l'hémiopie est *homonyme*, c'est-à-dire frappe à la fois les deux moitiés droites, ou les deux moitiés gauches des rétines : les moitiés de même nom. En raison de la demi-décussation chiasmatique, on peut conclure, en de tels cas, que l'altération frappe, *au-dessus* du chiasma, le nerf de même nom que les moitiés devenues insensibles (gauche, ou droite).

Dans une seconde forme, ce sont les moitiés symétriques (gauche dans l'œil droit, droite dans l'œil gauche) qui, dans les deux rétines, sont devenues atones. La lésion siége nécessairement, en ce cas, au chiasma lui-même ; on doit y soupçonner l'existence d'une cause quelconque de compression ou d'altération plus grave. Enfin, comme en ces cas d'hémiopie alterne (c'est-à-dire de vision du demi-champ superficiel de droite, quand on ferme l'œil droit, et du demi-champ de gauche quand on ferme l'œil gauche), comme en ces cas, disons-nous, les moitiés contraires des rétines sont demeurées intactes, il y a lieu de conjecturer que le point malade est dans la région médiane et antérieure des *couches optiques.*

Toute hémiopie *apparente* ne reconnaît pourtant pas irrécusablement cette origine.

Certaines abolitions, par *moitié* superficielle, de la sensibilité rétinienne, peuvent avoir d'autres points de départ. On voit souvent la surface du champ visuel plus ou moins exactement coupée en deux, par exemple par un décollement de la rétine. La maladie ne porte alors que sur un seul œil. Dans ce cas, la séparation des deux parties conservée et abolie du champ visuel finit en général par avoir lieu suivant l'horizontale, le liquide venant occuper la région inférieure ou déclive.

Une division par moitié encore, mais alors oblique, et localisant l'insensibilité plutôt sur le côté interne (de la projection extérieure), se rencontre assez fréquemment dans le glaucôme.

Toutes ces circonstances sont à relever dans le diagnostic, et le médecin général peut ici précéder l'ophthalmologiste dans la détermination diagnostique.

Un vaste scotome semi-central, résultat de l'absorption d'un épanchement choroïdien, produira les mêmes sensations et s'offrira sommairement sous le même aspect.

On comprend que le pronostic dépend essentiellement de la nature de la cause, et qu'il exige dès lors l'intervention de l'ophthalmoscope.

§ 70. **Réduction excentrique du champ de la vision.** — L'abolition du champ visuel dans ses régions périphériques est un fait pathologique relativement nouveau. C'est à peine, il y a seulement quelques années, si les physiologistes avaient idée que nous vissions normalement par toute la surface de la rétine. Or, l'étude attentive de la pathologie, en précisant cette propriété, est venue nous apprendre, en outre, qu'un des symptômes les plus graves des amblyopies diverses, c'est précisément la perte de la sensibilité périphérique, perte progressive par laquelle le champ de la vision, graduellement rétréci, finit par se réduire à l'axe même de l'organe. C'est ainsi que se manifeste la singulière anomalie visuelle présentée par certains malades capables encore de lire, de distinguer de loin les grands objets, et de près les petits, mais, d'autre part, dans l'impossibilité de se diriger dans la rue ou sur une place, privés qu'ils sont de la faculté de s'orienter (§ 10).

Pour se représenter ces malades, on n'a qu'à fermer un œil et à armer l'autre d'un long tuyau étroit. Le tuyau permettra la vue parfaitement distincte de tout objet situé sur son axe, mais rendra presque impossible de trouver un objet dont on ne reconnaîtrait pas la place les yeux fermés.

La réduction excentrique du champ visuel n'affecte pas seulement la disposition zonulaire, elle se présente aussi sous forme de secteurs géométriques oblitérés dans le champ visuel. Ces formes reconnaissent souvent une origine définie et sont spéciales à certaines altérations morbides.

Ainsi les réductions suivant des secteurs, feront soupçonner une embolie partielle de l'artère centrale de la rétine, la dégénérescence graisseuse des cordons postérieurs (atrophie progressive des nerfs optiques, concomitante de l'ataxie locomotrice), la rétinite pigmentaire; le glaucôme affecte aussi fréquemment cette même forme.

§ 71. **Interruptions centrales (scotomes).** — Les lacunes observées dans la région centrale se rencontrent également dans quelques-unes des affections que nous venons de nommer, mais elles se rapportent le plus fréquemment à des altérations matérielles et localisées dans la rétine et la choroïde. Nous avons signalé plus haut celles qui accompagnent si habituellement le staphylôme postérieur ou choroïdite par ectasie dans ses degrés élevés. Sous ce chef étiologique, ces interruptions ont une importance notable, tant par leurs effets définitivement acquis que par le pronostic inquiétant qu'elles révèlent, celui de la myopie progressive.

Parmi les abolitions centrales du champ visuel, on en reconnaîtra certaines, essentielles pourrait-on dire, ou dépourvues de signes objectifs ou ophthalmoscopiques. Dans ces formes d'amaurose siégeant au centre et s'y localisant, et qui respectent le reste de la rétine, le pronostic est moins défavorable que dans les réductions marchant vers le centre et qui sont trop souvent progressives.

§ 72. Photopsie. Chromopsie. Spectres oculaires. — Les sensations visuelles subjectives telles que la photopsie (apparition d'anneaux, d'éclairs lumineux), la chromopsie (vision colorée), certaines impressions spectrales, n'ont plus, au point de vue de l'amblyopie, la signification toujours sérieuse que ces symptômes avaient autrefois. Ils se rattachent plutôt, comme nous l'avons dit, aux états congestifs des membranes mêmes de l'œil, dans ceux particulièrement qu'accompagne une certaine tension du globe; on les note aussi dans l'hyperesthésie rétinienne. Il y a lieu cependant de prendre en grande considération l'apparition des éclairs rapides, des anneaux lumineux, des pluies d'étoiles qui accompagnent si souvent le glaucome. Ici l'intérêt est trop grand pour que le médecin s'endorme ; un diagnostic est nécessaire et exige l'intervention d'une ophthalmoscopie expérimentée, qui tranche le doute entre une simple hyperémie des membranes profondes et l'imminence glaucomateuse.

§ 73. Vue nébuleuse. — La vue nébuleuse ou comme à travers la fumée, son amélioration au crépuscule, sont, comme on sait, des présomptions de cataracte commençante; les symptômes suivants corroboreront cette présomption : ce sont les images multiples, quoique confuses, des objets brillants comme les becs de gaz, les lumières, etc.; l'exagération du spectre étoilé du cristallin, qui change la flamme d'une lumière en soleils multiples, ou l'entoure de nombreuses branches stellaires. La vue se couvrant plus ou moins subitement d'un *nuage*, d'un voile, qui persistent, devra faire songer à la rétinite. Bref, toute sensation de cette nature indiquera au médecin qu'une obscurité s'est développée sur un point quelconque des milieux transparents. Ce sera à l'ophthalmoscope à préciser le diagnostic.

§ 74. **De l'héméralopie.** — Cette forme d'altération de la sensibilité spéciale s'accompagne ordinairement d'un ordre de symptômes qui, à toutes les époques, ont vivement frappé l'attention des observateurs et ont été considérés comme constituant à eux seuls une maladie nettement définie ; nous voulons parler de l'héméralopie ou cécité nocturne, ou plutôt encore *cécité crépusculaire.* Sans vouloir aller jusqu'à prétendre que l'héméralopie ne puisse constituer une entité morbide exceptionnelle, il est cependant permis d'affirmer que, dans la généralité des cas bien observés, ce trouble visuel n'est autre chose que le témoignage d'une diminution plus ou moins marquée de la sensibilité rétinienne ; elle indique un commencement d'amblyopie. Si l'on observe avec attention

6.

les malades, on remarque que l'amblyopie commençante, quelle que soit son origine, s'accuse d'abord le soir ou dans toutes circonstances dans lesquelles la lumière se trouve en déficit, nous ne disons pas nulle. L'héméralopie n'est qu'un premier signe de la diminution générale de l'acuité de la vue. Ainsi considéré, ce symptôme devra donc attirer toute l'attention du médecin, il devra faire songer à la rétinite pigmentaire, au glaucome, à l'atrophie du nerf optique.

L'héméralopie n'a pas néanmoins invariablement un caractère aussi grave; on lui reconnaît des allures passagères dans des circonstances assez communes où elle affecte, par exemple, la forme épidémique, comme dans les pays chauds, dans les contrées paludéennes, à la suite de débilitations prolongées. Un des exemples les plus concluants relativement à la valeur de cette cause, l'adynamie, l'anémie, c'est la fréquence de l'héméralopie endémique ou plutôt épidémique qui s'observe fréquemment dans les pays ascétiques, à la suite des jeûnes prolongés d'un carême réel, comme en Russie. Dans ces cas cependant il y a évidemment aussi amblyopie; mais l'affaiblissement rétinien n'y est pas organique, et il disparaît avec la cause qui l'a produit.

§ 75. **De la nyctalopie**. — En regard de l'héméralopie, il est d'usage de placer la nyctalopie ou cécité diurne.

Dans les cas rares où l'on est à même de l'observer, on aura à rapporter ce symptôme ou à une altération de la fonction nerveuse, ou à une cause mécanique. Dans le premier ordre de faits, nous rangerons l'amblyopie périodique comme les intoxications palustres en savent produire, ou bien encore l'hyperesthésie rétinienne. La nyctalopie des prisonniers subitement rendus à la lumière est assurément de ce genre.

La nyctalopie peut admettre également une cause mécanique. L'amélioration de la vue au coucher du soleil est souvent l'indice d'une cataracte centrale qui se forme. Le myosis s'accompagne aussi quelquefois de ce même phénomène : cédant devant la diminution de l'éclat d'un jour lumineux, l'iris permet l'accès de faisceaux de lumière plus volumineux mais moins irritants.

§ 76. Du nystagmus. — On sait qu'on désigne sous ce nom une mobilité constante des globes oculaires sur laquelle la volonté a perdu son empire.

Ces mouvements sont de deux sortes : les uns purement choréiques et à mettre sur le compte d'un trouble de l'innervation. Dans ce cas, le malade, malgré la rapidité des mouvements de ses yeux, est apte à fixer ou du moins y voit nettement, et est capable de préciser très-exactement la position relative des objets.

Dans le plus grand nombre des cas, il n'en est pas ainsi, et le nystagmus consiste dans l'oscillation perpétuelle d'yeux qui ont le sentiment de la lumière, mais qui cherchent en vain un point ou une direction plus accusée que les autres pour s'y arrêter. Sous cette forme, le nystagmus est la conséquence d'une amblyopie centrale absolue et d'une amblyopie périphérique relative et datant, en général, des premières années de l'existence. C'est le plus souvent le symptôme d'une amblyopie congénitale.

§ 77. Rétinoscopie phosphénienne. — Dans toutes ces circonstances, la recherche des phosphènes peut trouver sa place comme moyen supplémentaire de diagnostic. Cette méthode est même particulièrement indiquée dans les cas de cataracte; alors elle donne des renseignements sur l'état de la sensibilité spéciale dans les différentes régions de la rétine, au même titre que la méthode des projectives sensorielles de Græfe. Pour ce qui est des autres appréciations de cette méthode, il n'y a de meilleur guide à suivre en cette étude délicate que le beau traité spécial de notre regretté et savant ami Serres d'Uzès.

§ 78. **Des différences entre les deux yeux**.
— L'observation journalière des affections de la
vue, tout en établissant d'une manière générale que
la construction originelle des deux yeux est approximativement la même, que les anomalies con-
génitales de la réfraction statique s'y manifestent
communément sous les mêmes aspects, nous
apprend cependant que les maladies acquises,
quand bien même elles se voient appelées à parcourir, à droite et à gauche, les mêmes phases,
ne s'y montrent pas constamment des deux côtés
au même degré.

Il n'est point rare qu'un affaiblissement sérieux
de la fonction se soit produit dans un œil, sans
que l'autre y ait aucunement participé, et tous les
jours nous rencontrons des malades chez lesquels
un seul organe fonctionne, et qui ne s'en doutaient
même pas.

Or, il est du plus haut intérêt d'être averti aussitôt que possible de l'établissement d'une amblyopie ; premièrement, parce que toute maladie
est plus facile à conjurer dans ses premières périodes qu'à une époque avancée, secondement
parce que, même légère au début, le temps lui
imprime des caractères presque ineffaçables. Voyez
ce qu'est devenu un œil strabique, exclu de la
vision pendant vingt années ; l'absence d'exercice
l'a sinon tué, du moins prodigieusement affaibli.

Si l'on songe d'ailleurs à l'immense intérêt qui s'attache à être informé en temps utile d'une tendance glaucomateuse, d'une disposition à l'atrophie progressive, etc., on comprendra que nous insistions sur le conseil suivant :

Dans toute famille héréditairement compromise sous le rapport de la vue, le médecin ordinaire doit surveiller avec attention le fonctionnement de chaque œil, et s'assurer, par l'exercice alternant, de la condition réelle de chaque organe.

§ 79. **Excès de sensibilité ou hyperesthésie rétinienne**. — On rencontre souvent des malades présentant, d'une manière générale, les symptômes de l'asthénopie, tant accommodative que musculaire, et chez lesquels la cause optique ou la cause mécanique manquent absolument. Un caractère commun qu'ils présentent, c'est l'aversion pour la lumière, dans les très-hauts degrés de la maladie ; et alors la photophobie (car elle mérite ce nom) s'accompagne de violentes douleurs orbitaires ou oculaires (5e paire) ; il s'y joint aussi de la photopsie, de la chrupsie, etc.

Dans de moindres degrés, l'aversion pour la lumière se marque simplement par une certaine horreur des images nettes. En ces circonstances, s'il y a anomalie de réfraction, le verre propre à la corriger, et qui procure l'image parfaite, n'est pas supporté.

Cet état est d'ailleurs encore mal connu et attend un corps d'observations plus complet.

Il convient assurément de ranger dans cette classe certains états asthénopiques désignés sous le nom d'accommodation douloureuse, et dans lesquels la lumière ou plutôt la fixation, après des efforts d'accommodation anormaux, est devenue intolérable pour la rétine.

III

SYMPTOMES DIVERS FRÉQUENTS DANS LES
AFFECTIONS OCULAIRES.

Mouches volantes. — Mouches fixes. — Images multiples
(polyopie uni-oculaire). — Mydriasis. — Myosis. —
Images irisées. — Du daltonisme.

L'absence de netteté dans les images, les troubles fonctionnels que nous venons de passer en revue, ne sont pas les seuls sujets de plaintes que, dans le même ordre de faits, le médecin ait à recevoir de ses clients. Joints à quelques-uns des précédents, ou se présentant isolément, il en est quelques autres qui ne laissent point de préoccuper fortement les malades, et dont il est bon, à tous égards, que le médecin ordinaire connaisse et puisse apprécier la signification. Dans ce nombre il faut placer : les mouches volantes, les mouches fixes, les images multiples, les images irisées, la mydriase, le myosis, la micropie, la macropie, le daltonisme ou l'achromatopsie. — Nous allons passer en revue ces divers éléments, dont il est à désirer que tout praticien ait l'interprétation familière.

§ 80. **Mouches volantes**. — On nous demande, et même assez fréquemment, quelle signification doit être attachée aux phénomènes de vision entoptique connus sous le nom de *mouches volantes*.

Cette question a été récemment fort discutée, et les conclusions auxquelles on est arrivé en différents endroits ne nous ont pas paru exemptes de quelque exagération ; les unes en un sens, les autres en un sens opposé. Nous avons, au § 94 de notre Précis de la réfraction, exposé brièvement l'état de la science à cet endroit. Les mouches volantes consistent en de petits corps plus ou moins pâles, ou, au contraire, plus ou moins accusés, qui se meuvent devant les yeux dans des conditions assez ordinairement semblables. Quand la personne qui en est tourmentée porte les yeux sur des surfaces assez étendues et uniformément éclairées, chaque mouvement de l'œil s'accompagne de l'apparition subite dans le champ de la vision de petits chapelets granuleux de la forme de perles grises ou blanchâtres, qui se déplacent avec l'organe ; puis, dès que celui-ci s'arrête, on voit ces petits corpuscules rétrograder, descendre, et revenir vers la position initiale qu'ils occupaient. Très-peu accusés, à peine perceptibles, ils prennent le nom de spectres perlés, qui les peint parfaitement.

Dans cette mesure, ils ne sont que le premier degré d'exagération de conditions physiologiques.

GIRAUD-TEULON.   7

On peut en effet les faire apparaître dans un œil
sain en plaçant devant celui-ci une carte percée
d'un très-petit trou d'épingle, et tenue à un centi-
mètre environ de l'œil , en face d'une surface
uniformément éclairée.

Réduites à ces proportions d'une légère exagération du phénomène physiologique, ces images
entoptiques ne doivent nullement inquiéter; elles
n'indiquent guère plus qu'un peu de plénitude
choroïdienne, un peu de congestion de l'organe.

Mais lorsqu'elles deviennent persistantes, plus
foncées, que le sujet les aperçoit constamment, et
dans des conditions d'éclairage assez variables,
que les chapelets, les rubans qu'elles dessinent augmentent en longueur, que leur teinte grise se pro-
nonce davantage, ce ne sont plus là des phénomènes seulement physiologiques; on y verra les
signes d'une véritable congestion choroïdienne, et
par suite, d'un léger ramollissement des couches
postérieures du vitré. Ce qui n'est pas douteux,
c'est que ce symptôme se rencontre presque constamment dans les hyperémies chroniques de la
choroïde ; il est constant dans les anomalies de la
réfraction qui ont amené la turgescence de l'organe, dans la myopie progressive, par exemple,
comme aussi dans l'asthénopie consécutive à
l'hypermétropie ou à l'astigmatisme.

On considérera donc ce symptôme comme l'indice d'un état morbide, mais non pas terrifiant (en cela les malades s'en exagèrent l'importance), comme était l'interprétation sans fondement que lui avait attachée Maître-Jan (hallucination de la vue). Seulement le médecin devra y avoir égard pour la direction à donner à l'hygiène oculaire de ses malades.

Il existe enfin un troisième état dans lequel on ne trouve plus seulement de petits chapelets fins et déliés qui passent dans le champ de la vision, mais bien des corps plus étendus en surface et soumis, avec les mouvements de l'œil, à des déplacements bien autrement notables. Ces corps représentent des portions de membranes, des toiles d'araignée, de véritables corps opaques, traversant avec plus ou moins de régularité le champ de la vision.

Ici, il n'y a pas à s'endormir ; ces phénomènes répondent à la présence de véritables corps flottants dans l'humeur vitrée. Ils sont, ou l'exagération des degrés que nous venons de décrire, ou la manifestation du passage dans l'hyaloïde des détritus qui suivent un épanchement sanguin dans la rétine ou la choroïde. Le médecin y verra donc le signe d'un commencement de ramollissement du corps vitré, état des plus sérieux, et qui doit fixer sa préoccupation.

§ 81. Mouches fixes (scotomés). — La mouche *fixe* (ou scotome) a été déjà l'objet de notre attention sous le titre d' « interruption dans le champ visuel » (§ 71); seulement le scotome proprement dit est une interruption d'une petite étendue.

Ses causes se rencontrent dans des épanchements sanguins, dans des exsudats choroïdiens ou rétiniens, dans des lacunes éprouvées par la sensibilité rétinienne, par suite de l'atrophie de ses propres éléments, ou de ceux sous-jacents de la choroïde. D'après cette étiologie générale, nous n'avons pas besoin d'insister sur l'importance du symptôme au point de vue du pronostic.

§ 82. Images multiples. — **Polyopie uni-oculaire.** — La diplopie proprement dite peut être le fait d'un seul œil ou résulter d'une dissociation des deux yeux. Dans les deux circonstances, la signification du symptôme est très-différente et mérite d'être précisée. En fermant un œil, on s'assure promptement de la nature de la diplopie; si elle persiste après la fermeture de l'un des yeux, c'est qu'elle est un effet uni-oculaire. Dans ce cas, elle indique d'une manière absolue le désaccord entre la distance de l'objet et l'état de la réfraction chez le sujet. Si ce dernier est connu du médecin comme myope ou hyperope, l'état anormal de la réfraction peut suffire à expliquer l'anomalie survenue; mais si jamais il n'y a eu à observer chez lui d'état de réfraction anormale, c'est l'accommodation qui est en cause : il y a paralysie du muscle ciliaire (§ 41).

Nous verrons plus loin (§ 112) la signification qui doit être attachée à la diplopie binoculaire, ou qui n'existe que lorsque les deux yeux sont ouverts.

Nous laissons de côté la diplopie uni-oculaire due à des facettes de la cornée, à des luxations du cristallin, et dont le mécanisme est depuis longtemps classique.

Nous ne mentionnerons pas davantage une autre cause de polyopie uni-oculaire récemment formulée, et que son auteur attribue à une véritable hallucination de la rétine ou des centres nerveux. L'hallucination cérébrale peut tout se permettre, ses modes d'agir sont trop peu connus pour qu'on y conteste rien, comme aussi pour qu'on s'y montre affirmatif. Quant à la rétine, la conception d'une sensation double sur un même élément nerveux (bâtonnet) semble plutôt une hallucination de l'auteur que de la membrane ; elle est absolument incompatible avec la propriété fondamentale du bâtonnet : la notion de la direction et de l'extériorité (§ 3 et 4).

§ 83. **Mydriasis.** — On appelle ainsi la dilatation exagérée de la pupille, avec persistance de l'immobilité de l'iris.

Au point de vue symptomatologique, la mydriase offre deux classes d'effets bien distinctes. Ceux comprenant à la fois l'iris et le muscle ciliaire, ceux bornés au premier de ces organes.

Bornée à l'iris, la mydriase ne s'accuse que par l'indifférence de l'iris à ses stimulants naturels, la lumière, la convergence des axes optiques, l'accommodation aux distances rapprochées.

Unie à la paralysie du muscle ciliaire, aux effets précédents elle joindra ceux de cette dernière maladie, savoir : le recul du point rapproché (presbytie prématurée), la polyopie uni-oculaire, la micropie, l'irisation des images. (Voy. § 41).

Semblables symptômes ne sauraient donc être accueillis légèrement : ils annoncent la parésie ou la paralysie présente du système accommodateur ; et ces altérations nerveuses sont trop souvent les avant-coureurs de la paralysie plus sérieuse des muscles moteurs mêmes de l'œil.

La mydriase reconnaît deux origines : l'une spasmodique ou par contracture (voyez myosis) ; l'autre par paralysie.

Cette dernière reconnaît à son tour deux points de départ : 1° La suspension ou diminution d'action de la troisième paire (oculo-motrice) ; 2° L'anesthésie du centre des mouvements réflexes ou sympathiques que l'iris possède dans la rétine, c'est-à-dire la perte de la sensibilité de la rétine pour la lumière (amaurose). Dans ce dernier cas la pupille, immobile lorsque la lumière vient frapper l'œil considéré, réagit au contraire, en même temps que sa congénère, si la lumière est dirigée sur l'autre œil. Ce caractère de l'amaurose est d'une grande valeur dans la pratique courante.

§ 84. **Myosis (rétrécissement exagéré de la pupille).** — Ce symptôme, l'inverse du précédent, est produit par l'excès d'action du sphincter sur les fibres radiées. Il suit le plus souvent le spasme du muscle accommodateur, donnant ainsi un signe d'une valeur analogue, mais inverse à celui fourni par la mydriase.

Alors, et par un mécanisme aussi aisé à comprendre, il s'accompagne de *macropie* (41).

Les relations qui unissent le système musculaire de l'iris et de l'accommodation au système nerveux ganglionnaire et au système spinal, ne devront pas être non plus perdues de vue, à l'occasion de ces deux symptômes mydriasis et myosis.

Le médecin s'expliquera aisément la présence de la mydriase dans tout état de dépression évidente du système cérébro-spinal, et le myosis dans un état semblable du système du grand sympathique.

Les états irritatifs· de ces deux systèmes étant moins connus dans leur symptomatologie, on peut bien soupçonner que l'irritation du système spinal amène le myosis, comme celle du système ganglionnaire, la mydriase. Mais, à cet égard, des propositions formelles, vraies peut-être en physiologie expérimentale, seraient encore téméraires au point de vue de la séméiologie pathologique.

§ 85. Des images irisées (chrupsie). — Le mécanisme de l'irisation des images a été décrit au § 18. Toutes les fois qu'on aura lieu de la constater, on devra donc penser qu'il y a absence d'harmonie entre l'accommodation de l'œil et la distance de l'objet visé, ou bien encore qu'il y a asymétrie dans l'œil.

Le premier cas ressortit plus spécialement à de forts degrés d'anomalie de la réfraction ou à la paralysie de l'accommodation.

Le second a été décrit sous le titre *astigmatisme*.

§ 86. Du daltonisme ou dyschromatopsie (cécité pour certaines couleurs). — On désigne sous ce nom l'inaptitude totale ou partielle à ressentir l'impression des couleurs, et par suite à les distinguer l'une de l'autre. On en distingue deux classes :

La première, l'anérythropsie, consiste dans l'insensibilité pour le *rouge* : les seules sensations
nettes sont le jaune et le bleu.

Ces malades n'aperçoivent le rouge que lorsqu'il est intense, et placent en ce point la limite
du spectre : ils confondent avec lui le brun et le
vert. La couleur la plus intense pour ces sujets
est donc, dans le spectre, non le jaune pur,
comme pour la généralité, mais le bleu vert.

La seconde classe de dyschromatopsie se compose de ceux qui commettent des erreurs en cherchant à distinguer le *vert*, et ses diverses nuances.
Dans cette classe les observations exactes manquent, ou à peu près.

Enfin, par exception, le jaune peut être perçu
seul ; c'est ici à proprement parler de l'*achromatopsie* complète. La notion de couleur ferait absolument défaut.

Cette anomalie est le plus souvent congénitale.
On l'a cependant signalée dans plusieurs maladies,
dans certaines amblyopies, particulièrement dans
les intoxications par le tabac et même par l'alcool.
La science, en réalité, est encore fort incomplète
en ce point.

Mais si elle n'est encore que d'un faible secours
comme moyen de diagnostic, la dyschromatopsie
offre en elle-même une grande importance comme
maladie fonctionnelle. La possession de notions

7.

exactes en matière de couleurs est d'une grande valeur dans un grand nombre de professions. Les peintres, les teinturiers, les directeurs d'ateliers de tissage ont le plus grand intérêt à jouir à cet égard de facultés exactement physiologiques, c'est-à-dire conformes aux notions de la généralité. Mais où cette anomalie peut amener les plus grands périls c'est chez les sujets chargés d'interpréter les signaux colorés, comme les vigies en mer, et les mécaniciens sur les chemins de fer. Il n'y a pas à insister là-dessus.

Quant au mécanisme physiologique de cette perversion, il a donné lieu à quelques hypothèses et à de nombreuses controverses. Nous nous sommes toujours abstenu dans ce sujet, n'étant pas édifié sur la valeur des théories physiques et physiologiques y relatives. Cette réserve était fondée, si nous nous en rapportons aux découvertes récentes du professeur Boll de Rome, et dont voici l'indication sommaire :

1° La rétine n'est pas transparente et incolore dans toute son épaisseur, comme on le croit. Préparée dans l'obscurité, ou à la lumière jaune, la surface extérieure de la membrane de Jacob est d'un beau rouge. Cette couleur (Sehroth) est sécretée par l'épithélium choroïdien (Kühne).

2° Durant la vie, la couleur rouge de la rétine décroît et se consume sous l'action de la lumière, tandis qu'elle se régénère et se renforce dans l'obscurité.

3° La dite couche rouge ou purpurine conserve les impressions différentielles de la lumière et de l'obscurité, à la manière d'une plaque photographique sensibilisée. De telle sorte que la formation des images rétiniennes serait un phénomène *photochimique*.

Nous n'en dirons pas davantage. On pressent toutes les conséquences que les études subséquentes, et déjà entreprises sur ces faits nouveaux, vont avoir sur la théorie complète de la vision.

IV

ANOMALIES DANS LA VISION BINOCULAIRE OU ASSOCIÉE.

Leur manifestation. — Du strabisme. Définition. — Du strabisme simple ou double. — Du strabisme apparent. — Le strabisme est à déviation permanente ou variable. — Du strabisme permanent ou à déviation constante. — Du strabisme d'angle variable. — Interprétation de ces différences. — Du strabisme avec diplopie. — De l'abstraction psychique des images. — Ses effets sur l'œil dévié. — Étiologie générale du strabisme. — Les déviations les plus communes sont liées à des anomalies de réfraction. — Avant d'être permanents ces strabismes passent par une phase d'intermittence. — Mécanisme de la production du strabisme permanent dans les affections nerveuses. — Thérapeutique et hygiène — Des louchettes. — Exclusion d'un œil. — Des prismes. — Des lunettes. — De la ténotomie. — Ses résultats. — Du strabisme apparent. — De la ténotomie dans l'asthénopie musculaire. — Du strabisme à déviation variable des paralysies musculaires. — De la diplopie binoculaire. — Son traitement.

§ 87. Anomalies de la vision binoculaire ou associée. — Le défaut d'accord entre les puissances motrices des globes oculaires se manifeste d'une manière générale par deux ordres de symptômes : l'un objectif, le *strabisme* ; le second subjectif, la *diplopie.*

Parlons d'abord du strabisme.

§ 88. **Du strabisme.** — La vision binoculaire simple se fondant sur le rapport exact des deux axes optiques principaux avec le point visé, on dit qu'il y a *strabisme* toutes les fois que l'image de l'objet visé étant dessinée au pôle même de l'un des yeux, se trouve, dans l'autre œil, dans une position excentrique par rapport au pôle de ce dernier.

Dans de telles circonstances, le strabisme est dit *interne* ou *convergent,* si l'image fausse ou excentrique est formée sur la moitié *interne* de la rétine.

Si le rapport est inverse, le strabisme est *divergent* ou *externe.*

Dans le premier cas, la cornée de l'œil dévié regarde en dedans, dans le second, en dehors.

§ 89. **Du strabisme simple ou double.** — Le strabisme est simple ou double ; cette expression veut dire que, dans certains cas, la discordance des axes optiques ne se borne pas à un défaut d'harmonie entre eux, mais que ces axes optiques affectent, en outre, *chacun,* un rapport vicié avec les limites de l'ouverture orbitaire, fente palpébrale (celle-ci étant d'ailleurs normale).

Cela posé, nous dirons qu'un strabisme ancien est presque toujours double.

§ 90. **Du strabisme apparent.** — Le strabisme peut n'être qu'apparent; cette circonstance tient à ce que, normalement, la disposition de la cornée offre un axe un peu divergent relativement à l'axe même de la vision; de telle sorte qu'on peut dire que régulièrement les yeux affectent une légère divergence apparente.

Cette apparence divergente est plus prononcée chez l'hypermétrope; elle l'est moins et disparaît même, chez le myope, tant que, dans l'un et l'autre cas, le strabisme réel, inverse, n'y a pas pris naissance.

§ 91. Le strabisme est permanent ou variable. — Le strabisme peut être fixe, constant dans son degré, constant dans sa manifestation; il peut être, au contraire, variable dans son degré, variable aussi quant aux époques de sa manifestation. Dans ce dernier cas, il prend le nom d'intermittent ou périodique.

§ 92. Du strabisme permanent ou concomitant. — Le strabisme fixe se caractérise par ce fait que la déviation de l'un des axes optiques, par rapport à l'autre, demeure la même dans toutes les directions du regard. Dans ce cas, quand on couvre l'œil qui fixe, l'autre se redresse pour fixer à son tour. Le premier se met alors, sous la main qui le couvre, dans la déviation qu'affectait premièrement l'œil strabique.

§ 93. Du strabisme à angle variable. — Dans le strabisme à angle variable, la déviation n'est point la même dans toutes les directions du regard ; nulle pour certaines positions de l'objet fixé, la déviation apparaît quand on porte l'objet dans une certaine direction et augmente avec la distance qu'on lui fait parcourir dans cette direction.

§ 94. Interprétation de ces différences. — Cette allure des yeux, différente dans les deux circonstances, indique que, dans le premier cas (strabisme fixe ou concomitant), l'innervation musculaire est la même des deux côtés ; la déviation tient donc uniquement à une disproportion dans les longueurs musculaires. Dans le second cas, au contraire, c'est l'innervation qui est inégalement répartie à droite et à gauche, lors des mouvements associés : l'affection est donc sous la dépendance d'une modification nerveuse de l'ordre des contractures actives ou, au contraire, des paralysies ; habituellement de ces dernières.

§ 95. Du strabisme avec diplopie. — Cette dernière espèce de déviation est le plus souvent accompagnée de la présence de doubles images. Il naît de là une telle perturbation dans l'acte visuel que le malade sacrifie souvent de lui-même un œil, ou affecte, pour se débarrasser de la diplopie qui l'assiége, les attitudes les plus bizarres en apparence. Ces attitudes se lient cependant très-expressément avec l'espèce de mouvement paralysé et suffisent la plupart du temps à la faire diagnostiquer.

§ 96. **De l'abstraction psychique des images.** — Le strabisme permanent (ou concomitant) est exempt en général de la complication des doubles images. Les axes optiques des deux yeux faisant entre eux constamment le même angle, un même axe secondaire dévié est constamment en rapport avec l'axe optique de l'œil sain. Toute la région commune aux deux champs visuels, le territoire de la vision binoculaire, siége obligé des images doubles, est neutralisé dans l'œil dévié. L'image qui y est dessinée n'est point perçue ; le sensorium s'habitue à ne la point voir. C'est ce que l'on a nommé l'*abstraction psychique*. Mais l'image apparaît au moment où l'on couvre l'œil sain, et c'est pour cela que l'autre se redresse pour fixer à sa place.

§ 97. **Ses effets sur l'œil dévié.** — La neutralisation habituelle et chronique de la partie centrale de la rétine et d'une région excentrique plus ou moins étendue, amène presque invariablement à sa suite l'affaiblissement graduel de la sensibilité spéciale, ou l'amblyopie de cet organe. Après vingt ans de cette neutralisation, l'œil strabique est trop souvent presque absolument amaurotique.

Il importe donc grandement, quand un strabisme n'est encore qu'intermittent ou périodique, de ne point le laisser passer à l'état de permanence. Si l'on ne se décide pas à l'opérer, il convient de le transformer, par l'occlusion alternative des yeux, en strabisme alternant, jusqu'à ce que l'opération puisse être pratiquée. Par là on prévient les mauvais effets d'une neutralisation trop prolongée.

§ 98. **Etiologie générale du strabisme.** — L'étiologie du strabisme fixe ou permanent ou concomitant repose sur les origines suivantes :

	Proportions sur 100.
Prépondérance native du groupe de l'adduction sur celui de l'abduction, liée très-fréquemment à l'hypermétropie, ou bien prépondérance inverse liée à la myopie.	60
Affections spasmodiques et paralytiques des muscles de l'œil donnant lieu d'abord à un strabisme variable	15
Ophthalmies, — taies sur la cornée, traumatisme	15
Amblyopie grave d'un œil suivie souvent d'un strabisme divergent de cet œil	5
Causes inconnues.	5
	100

§ 99. **Les déviations les plus habituelles sont**

liées à des anomalies de réfraction. — Ces résultats numériques devaient donner à penser : ils témoignent de ce fait important que, dans l'immense majorité des cas, le strabisme est lié à une anomalie de la réfraction statique ou propre à l'œil. Cette relation, analysée de près, peut être présentée sous la formule suivante :

Dans les yeux affectés de déficit de réfraction (hypermétropes), il existe très-fréquemment une prépondérance native des muscles de la convergence sur ceux de l'abduction.

Dans ceux affectés, au contraire, d'excès de la réfraction (myopes), on rencontre non moins fréquemment la prépondérance inverse.

En d'autres termes, le strabisme convergent (de beaucoup le plus fréquent) est, dans les deux tiers des cas, associé à l'hypermétropie.

Inversement, le strabisme divergent s'observe la plupart du temps en compagnie de la myopie.

§ 100. **Avant d'être permanents, ces sortes de strabismes sont intermittents.** — Dans les deux cas on remarque qu'avant que la déviation soit devenue confirmée et permanente, le défaut d'harmonie passe par une période d'intermittence. Le sujet, dont les axes sont réguliers, lors du regard distrait, devient strabique dès que son attention se fixe.

Avec le temps, cet état de déviation devient permanent.

§ 101. Mécanisme de la production du strabisme dans les affections nerveuses. — On voit, dans le tableau ci-dessus, quelle petite place relative tient, dans l'étiologie générale du strabisme, l'ordre d'affections auquel on attribuait, il y a vingt-cinq ans, la presque totalité des cas : les affections nerveuses, paralysies et contractures. Elles n'y figurent que pour le chiffre de 15 p. 100 environ. Dans ces cas le strabisme définitif est le résultat de la longue durée du strabisme paralytique : les muscles, nourris longtemps à l'état de raccourcissement dynamique, finissent par être raccourcis de fait. Aussi voit-on la déviation persister quand la cause première, la paralysie nerveuse, a disparu.

Nous ne parlerons pas ici des déviations en haut et en bas, parce que d'abord elles sont bien moins communes que celles en dehors et en dedans, et en second lieu parce que ces espèces de strabismes n'ont point encore d'histoire physiologique.

§ 102. Thérapeutique et hygiène. — La question du strabisme est, de nos jours, comme abandonnée, — en France, s'entend. L'éclat des innombrables insuccès opératoires, qui ont formé le bilan de la bruyante époque de l'inauguration de la myotomie oculaire (1841-1842), avait jeté sur cette méthode un discrédit si universel qu'aujourd'hui encore les résultats les plus saisissants ne sont accueillis chez nous qu'avec la réserve qui s'attache à quelque exhibition exceptionnelle. On ignore trop généralement encore ici les progrès accomplis dans cette ligne depuis que le ténotome, mis à sa véritable place, n'a plus droit de paraître qu'à la suite du compas.

La brillante découverte de la myotomie avait, sous certains rapports, devancé son heure : la chirurgie avait pris le pas sur la physiologie spéciale, et, le couteau à la main, tranchait, raccourcissait les organes moteurs de l'œil, avant d'avoir appris à connaître les lois de leur fonctionnement.

Les quelques propositions qui précèdent et dans lesquelles sont résumés très-brièvement les rapports qui rattachent le strabisme à la dioptrique oculaire, suffisent à donner une idée des progrès réalisés par la science dans cette question, et l'aspect nouveau sous lequel celle-ci s'offre désormais à nous ne peut que frapper vivement les esprits.

Toute observation de strabisme doit reposer préalablement sur une analyse fonctionnelle de la vue du sujet. A la lumière fournie par cette ana-

lyse, sera décidée la question de la conduite à tenir, comme à cette même lumière a été discutée,
au point de vue des faits et des principes qui les
résument, la valeur des différents moyens opposés
jusqu'ici au strabisme et le choix à faire entre eux
dans chaque espèce de déviation.

Les différents moyens qui ont été préconisés
pour remédier au strabisme sont : l'usage des louchettes, l'emploi de prismes déviateurs, les lunettes, l'exclusion de l'œil sain pour forcer l'œil
strabique à l'exercice, enfin la myotomie.

Examinons ces différentes méthodes.

§ 103. **De l'emploi des louchettes**. — On désigne sous ce nom des coquilles ou demi-sphères
ovoïdes embrassant par leur contour toute la région antérieure de l'orbite, et portant à leur centre un petit orifice de la largeur d'une pupille de
moyenne grandeur. Leur objet était d'obliger l'œil
dévié à se placer en rapport avec la pupille artificielle ainsi créée, et par suite à reconquérir une
position harmonique avec l'œil sain.

L'effet produit était le passage alternatif de la
vision de l'un à l'autre œil, avec persistance de la
déviation sous l'écran qui couvrait l'un d'eux. Eu
égard à l'abstraction psychique ou neutralisation
de la région binoculaire de la vision, acquise par
l'œil dévié, les écrans perforés ne faisaient, en

effet, rien plus que d'exclure alternativement chaque œil de la vision.

§ 104. **Exclusion d'un œil.** — On ne pouvait donc raisonnablement rien espérer de plus de l'emploi des louchettes que de l'exclusion de l'œil sain au moyen d'un bandeau ; moyen qui ne peut remplir d'autre indication que de conserver à l'œil dévié son acuité au moyen d'un exercice obligatoire, mais qui n'a aucune influence sur la déviation , sauf peut-être si le strabisme est à déviation variable; dans ce cas, l'exclusion de l'œil sain ne peut qu'augmenter la déviation relative.

§ 105. **Emploi des prismes.** — Si nous passons de là à l'emploi des prismes et de tous autres moyens dont l'objet est de changer la direction des rayons incidents, pour les offrir à l'œil dévié sous une inclinaison en harmonie avec la sienne, nous serons amené à une conclusion également défavorable. Les prismes et autres procédés déviateurs produisent souvent des effets merveilleux dans les premières phases de leur emploi. Ils ramènent alors des déviations, souvent exagérées, au degré même de la disproportion musculaire qui leur a donné naissance. On croit alors toucher au succès : mais, arrivé à la limite que nous venons de dire, on rencontre l'un des écueils que voici :

ou les derniers degrés de la déviation sont invincibles; ou, vaincus, ils donnent lieu à l'asthénopie par insuffisance musculaire.

Or l'asthénopie musculaire est une affection fort dangereuse, et dont le strabisme constitue fréquemment une sorte de cure spontanée. L'usage des prismes n'a fait autre chose que de reconstituer la maladie première, dont le véritable traitement est cette opération même de la strabotomie à laquelle tous les moyens palliatifs ont pour objet de soustraire le malade.

§ 106. **Des lunettes au point de vue du strabisme**. — Le rapport de fréquence qui s'observe entre les déviations strabiques et les anomalies de la réfraction (99), la synergie physiologique qui tient sous des lois harmoniques l'accommodation et la convergence mutuelle des axes optiques, ont conduit à employer les verres convexes dans le but de corriger le strabisme convergent. Ce moyen a réussi quelquefois, dans la période d'intermittence, et est souvent de rigueur après la ténotomie quand il reste encore un léger degré de prépondérance musculaire du côté de l'adduction.

C'est dire qu'il est permis de l'essayer dans ladite période d'intermittence, quand on a lieu de penser que la prépondérance des muscles internes n'est que d'un faible degré. Mais, dans la phase confirmée, il est absolument sans effet. L'essai des lunettes convexes dans le strabisme intermittent convergent ne devra être maintenu que tant que son efficacité sera évidente sur la vision associée simple ; pour peu que le strabisme persiste, il sera indiqué de recourir sans délai au procédé suivant : la ténotomie.

§ 107. **De la ténotomie.** — Aujourd'hui des milliers d'exemples ont suffisamment établi que le seul remède du strabisme concomitant ou permanent est dans la ténotomie. L'opération, telle qu'on la pratique actuellement, consiste dans la simple séparation des attaches du tendon à la sclérotique, sans déperdition de longueur musculaire. La réparation a lieu par la greffe du tendon rendu libre, à quelques millimètres en arrière de la première insertion. Le succès de cette opération, pour ainsi dire constant aujourd'hui, est tout entier dans le respect de l'intégrité de la capsule de Ténon. L'extrémité antérieure du muscle encore libre, contenue, bridée dans son passage à travers la capsule de Ténon, est maintenue en rapport avec le globe oculaire, en contact avec la sclérotique, à quelques millimètres (soit de 1''' à 1''' ½) de l'insertion première. Elle ne peut dès lors se greffer qu'à cette même distance de son implantation originelle. Dans le procédé ancien, le muscle, coupé dans sa longueur, en arrière de la capsule, flottant dès lors librement dans les graisses du fond de l'orbite, allait se greffer là où il pouvait. Voilà le secret de ces transformations si fréquentes d'un strabisme interne en strabisme externe ou réciproquement.

Le recul de l'extrémité tendineuse libre est aujourd'hui limité à 1 ligne $\frac{1}{2}$ ou 2 lignes de sa première situation. C'est la mesure même du redressement que l'on peut se proposer d'obtenir par une seule ténotomie. Les faits observés nous permettent en effet de conclure que, presque sans exception, une déviation angulaire de 13 à 26°, ou de 1 à 2 lignes, sera corrigée par *une* ténotomie; qu'il en faudra *deux* pour triompher de trois lignes de déviation (ou bien une ténotomie pour chaque œil); et qu'enfin il faudra une 3e et une 4e opération pour des déviations de 4 à 5 lignes ou de 45 à 60°.

§ 108. **Ses résultats.** — Par là on réalise, dans la moitié des cas, la vision binoculaire simple, c'est-à-dire la reconstitution même de la vision physiologique ; on rend en réalité, au malade, un œil qui pouvait être considéré, non-seulement comme nul, mais comme *perdu*. Dans le reste des cas, on ne procure qu'un effet cosmétique ou d'harmonie extérieure, quoique souvent on obtienne, en outre, la cessation d'une pression oculaire anormale, source de nombre d'accidents secondaires de la famille de l'asthénopie.

§ 109. **Du strabisme apparent**. — Si le strabisme réel, c'est-à-dire celui défini par l'impossibilité de la fixation commune et simultanée des deux pôles des yeux sur un même point, appelle évidemment l'intervention de l'art, il n'en saurait être de même du strabisme apparent.

Ce dernier se différencie du précédent en ce que, quand on couvre l'œil sain, l'œil dévié ne se redresse pas, quoique dans toutes les directions du regard il accompagne fidèlement son congénère. La sensibilité de l'organe plus ou moins diminuée n'y est cependant pas éteinte ; et quand on a couvert l'œil sain, l'œil dévié, sans se redresser, donne pourtant sur la situation relative des objets des indications parfaitement justes. L'ophthalmoscope révèle dans ces circonstances une lésion de la tache jaune qui rend ce point de la rétine inférieur en sensibilité au point qui s'est spontanément offert comme pôle supplémentaire. La discordance des yeux n'est donc, en ces cas rares, qu'une apparence ; et l'on ne saurait, à la légère, se proposer de rectifier cette apparence en sacrifiant la vision binoculaire, et à sa suite l'œil dévié lui-même. Seul, l'extrême désir de plaire, chez une jeune femme, pourrait justifier un pareil sacrifice.

§ 110. **De la ténotomie dans l'asthénopie musculaire**. — La ténotomie se voit au contraire tout à fait indiquée dans les circonstances inverses, dans le strabisme non apparent, mais dynamique, défini plus haut sous le nom d'insuffisance musculaire (§ 57).

L'insuffisance avec asthénopie n'est, en effet, autre chose qu'un strabisme en puissance, mais vaincu momentanément par l'impérieux besoin de la vision simple avec les deux yeux. L'image double ou fausse de ce strabisme virtuel, n'étant pas neutralisée par abstraction psychique, le sensorium trouve dans le système musculaire des forces pour la fusionner avec sa semblable ; mais ces forces sont excessives, elles surmènent l'organe et bientôt compromettent son intégrité. Dans ces circonstances, quand l'insuffisance est trop élevée pour admettre l'emploi des prismes ou des verres concaves, il n'y a d'autre ressource que l'exclusion d'un œil ou la ténotomie. Les résultats de cette dernière opération sont du reste des plus remarquables. On a là le véritable traitement chirurgical de la myopie progressive [1].

1. *Ann. d'ocul.* 31 décembre 1866.
Nous avons démontré dans ce travail que le staphylôme postérieur n'était que la conséquence mécanique de l'excès de pression développé dans l'intérieur de l'œil par l'excès de tension des muscles préposés à la convergence des axes optiques, dans le cas d'insuffisance de ces muscles, ou de prépondérance de leurs antagonistes.

§ 111. **Du strabisme à déviation variable de la paralysie musculaire**. — Le strabisme concomitant ou permanent ne doit pas être confondu avec l'obliquité d'un œil dont l'angle de déviation varie avec les positions de l'objet qui fixe l'attention. Dans le premier, il y a simple disproportion de longueur musculaire, mais l'influx nerveux envoyé aux deux organes pour les actes associés est en même quantité à droite et à gauche. Dans le strabisme à angle variable, la variation de l'angle montre à elle seule que l'influx nerveux est différent pour les muscles associés de droite et de gauche. Ce dernier est donc la conséquence d'une lésion de l'innervation : il ressortit à l'ordre des paralysies.

Tant que le strabisme à déviation variable n'est point passé à l'état de permanence, tant que sa cause première, la maladie nerveuse, est toujours présente, cette affection se distingue par un caractère plus saillant encore que la désharmonie apparente ; nous voulons parler de la *diplopie binoculaire* ou présence de doubles images.

§ 112. **Diplopie binoculaire**. — Ce symptôme, si la distance des doubles images s'accroît par le mouvement du regard associé dans un certain sens, peut être considéré dans la presque généralité des cas, comme un signe de paralysie musculaire. Il précède, et souvent de plusieurs jours, le strabisme apparent, dénotant la simple *parésie* des muscles dès le premier moment de son existence. La position relative des images doubles suffit en outre à elle seule pour conduire au diagnostic différentiel de toutes les paralysies de ces muscles.

Les images sont-elles croisées, le strabisme est divergent ; aux images homonymes correspond, au contraire, le strabisme convergent absolu ou relatif ; dans le regard associé en haut, si les doubles images sont d'inégale hauteur, la plus élevée appartient à l'œil en retard sur le mouvement en haut ; comme lors du regard associé en bas, l'image double la plus basse appartient à l'œil dont le mouvement en bas est insuffisant.

La paralysie de la troisième paire s'accompagne ordinairement de celle de l'accommodation (§ 41), et donne lieu à tous les symptômes décrits sous ce dernier chef. Dans ce cas, dans lequel intervient la polyopie unioculaire, les images sont parfois multiples, les deux genres de diplopie se trouvant associés.

On voit par là que le médecin doit porter la plus grande attention aux images doubles quand elles se présentent chez un malade ; il peut presque à coup sûr y reconnaître le début ou l'accomplissement subit d'une paralysie musculaire.

8.

§ 113. Traitement de la diplopie binoculaire.

— Il serait en dehors de notre cadre de parler *in extenso* des diverses méthodes thérapeutiques qui peuvent être dirigées contre la paralysie musculaire et son symptôme le plus saillant, la diplopie. Nous dirons seulement que la chirurgie a fait pour cet ordre de maladies une véritable conquête dans l'art de déplacer les insertions des muscles des yeux en avant de leur point premier d'implantation, au moyen de simples modifications de la ténotomie. Ajoutons enfin qu'au point de vue palliatif, les verres prismatiques sont souvent du plus précieux secours contre les troubles et la gêne extrême qui suivent la présence des images doubles.

V

LUNETTES. — INSTRUMENTS MODIFICATEURS DE LA RÉFRACTION, DE LA QUANTITÉ ET DE LA QUALITÉ DE LA LUMIÈRE. — DE LA NATURE ET DE L'USAGE DES LUNETTES.

Des lunettes. Leur objet. — Des instruments qui modifient la quantité de réfraction. Verres collectifs ou positifs, verres dispersifs ou négatifs. Ces verres agissent secondairement sur la quantité de lumière. — Leur influence sur la grandeur de l'image rétinienne. — Des verres de lunettes d'après la forme de leur surface. — Rapport de la longueur focale au rayon de courbure. Numérotage. — Verres périscopiques. — Influence des verres positifs sur la position du champ de l'accommodation. — Rapports du verre convexe avec la vision monoculaire. — Influence des verres négatifs sur la position du champ de l'accommodation. — Des verres cylindriques. — Des verres prismatiques. — De la matière servant à la confection des verres. — Des montures. — De l'écartement des verres dans ses rapports avec celui des yeux. — Des instruments modificateurs de la quantité de lumière. Lunettes sténopéiques. — Des conserves, ou verres colorés. — Les verres colorés sont-ils favorables à l'œil sain ? — De la jumelle d'opéra et de ses effets. — De l'usage des loupes dans l'amblyopie.

§ 114. **Des lunettes**. — Nous ne ferons pas à nos lecteurs l'injure de définir ou plutôt de décrire ces instruments. Mais il nous sera permis de rappeler qu'ils ont, suivant leur forme ou leurs qualités, l'un des trois objets suivants à remplir.

Modifier l'inclinaison des rayons lumineux à leur incidence sur la cornée ; modifier la quantité de lumière ; modifier sa couleur.

§ 115. De l'action des verres de lunettes comme modificateurs de la quantité de réfraction, verres collectifs ou positifs, verres dispersifs ou négatifs. — 1° La modification apportée par l'interposition d'une lentille au-devant des rayons qui viennent frapper la cornée, sur leur inclinaison mutuelle produit, dans le mécanisme de la formation de l'image rétinienne, exactement le même effet qu'un changement en plus ou en moins dans la force réfringente de l'appareil dioptrique oculaire. A ce point de vue, les verres qui diminuent la divergence ou inclinaison mutuelle des rayons incidents *ajoutent* à la réfraction du système ; ils sont dits *collectifs* ou *positifs*. Inversement, les verres qui augmentent cette divergence, diminuent la quantité de réfraction du système, on les nomme *dispersifs* ou *négatifs*, à cause de cette dernière propriété.

§ 116. Leur action sur la quantité de lumière. — En même temps qu'ils agissent en plus ou en moins sur la quantité de réfraction de l'appareil, les verres positifs et négatifs exercent aussi une certaine action sur la quantité de lumière ou de rayons qui, tout étant égal d'ailleurs, devront pénétrer dans l'œil. On en comprendra aisément la raison : plus le cône de rayons pénétrants est convergent, plus il contiendra de rayons pour une même surface d'ouverture de la pupille.

Il suit de là que les verres positifs, en ajoutant à la réfraction de l'œil, ajoutent également à la quantité de lumière qui y pénètre, et qu'inversement, les verres négatifs, en diminuant la réfraction, di- minuent en même temps la somme des rayons destinés à dessiner par leur réunion l'image de chaque point visible.

§ 117. Leur action sur la grandeur de l'image. — En même temps qu'ils produisent ces deux effets, les verres positifs reportent quelque peu en avant le centre de réfraction du système, tandis qu'au contraire, les verres négatifs le repoussent en arrière. Ce mouvement du centre optique agrandit l'image, dans le premier cas, la réduit, la rend plus petite dans le second.

§ 118. Des verres de lunettes d'après la forme géométrique de leur surface. — Chacun sait que les verres ordinaires de lunettes appartiennent à la forme sphérique ou plano-sphérique.

Dans les verres collectifs l'épaisseur décroît du

centre à la circonférence. Elle suit la marche inverse dans les verres négatifs. Ainsi, quand nous parlerons d'un verre collectif ou positif, nous aurons en vue un verre (fig. 7) :

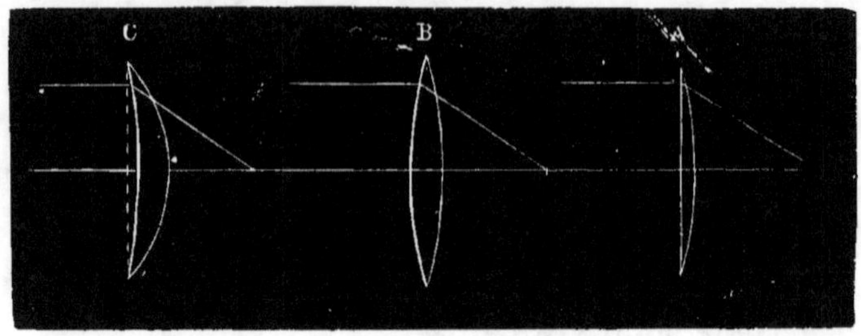

Fig. 7

1° *Biconvexe*, c'est-à-dire terminé de part et d'autre par une surface sphérique convexe, généralement la même *(B)* ;

2° Plano-convexe, dans lequel l'une des faces est plane *(A)* ;

3° Convexo-concave, dans lequel la face de l'émergence est concave, mais moins courbe que la surface qui correspond à l'incidence *(C)*.

De même, les verres négatifs peuvent être biconcaves (fig. 8), plano-concaves, ou encore concavo-convexes : dans ces derniers, la face qui correspond à l'émergence a une surface plus courbe que celle de l'incidence, de sorte que le verre est toujours plus épais à sa circonférence qu'en son milieu.

§ 119. Rapport de la longueur focale avec le rayon de courbure. — Dans le verre plano-convexe ou plano-concave (*crownglass*), la longueur focale est sensiblement égale au *double* du rayon

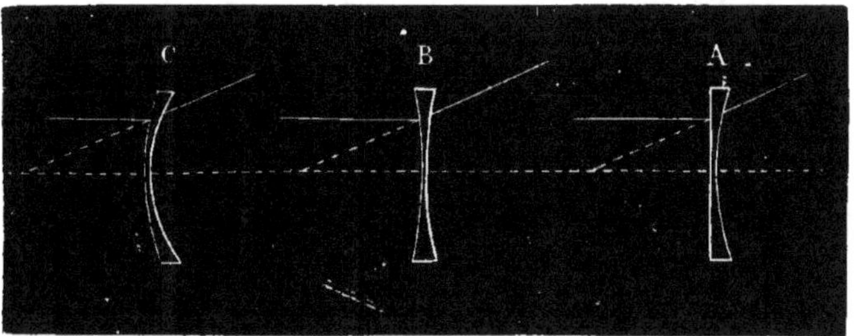

Fig. 8.

de la surface sphérique, dans laquelle est taillée la lentille. (Tous les *Traités de physique.*)

Si l'on accole ensemble, par leur surface plane, deux lentilles plano-convexes de même rayon de courbure ou de même longueur focale, on double évidemment la puissance réfringente de la première. On a alors la lentille biconvexe, dont la longueur focale est, par suite, égale à *celle du rayon* même de courbure de la surface sphérique.

Par contre, si l'on accole deux lentilles de même courbure, l'une plano-convexe, l'autre plano-concave, on annule tout effet réfringent, on n'a plus en effet qu'une lame de verre à surfaces parallèles. On comprend dès lors que lentilles biconvexes et lentilles biconcaves portent les mêmes numéros, quand elles ont le même rayon de courbure, puisqu'alors elles s'annulent mutuellement, et qu'on les distingue par un simple changement de signe emprunté à la géométrie : les unes portent le signe $+$, les autres le signe $-$.

Le numéro d'ordre a été choisi de façon à représenter la longueur focale elle-même. Les boîtes d'essai des oculistes se composent ainsi d'une double série de verres positifs et négatifs, s'étendant de 1 à 96 ou 100 ; c'est-à-dire comprenant depuis le verre de *un pouce* de longueur focale, jusqu'au verre de 96 ou 100 pouces de Paris.

§ 119 *bis*. **Numération métrique**. — Cet usage vient d'être changé ; depuis longtemps le besoin avait été généralement reconnu de réformer une échelle à intervalles irréguliers, exigeant l'emploi de termes fractionnaires et de plus variable avec chaque nationalité. Le projet était à l'étude de substituer à la mesure des lentilles ou verres de lunettes basée sur la décroissance des longueurs focales, une série régulière, croissante, à termes équidistants et reposant sur les quantités de réfraction.

Les éléments pratiques de cette substitution ayant pu être réunis en France, en 1875, la révolution du système a été opérée la même année par le congrès médical international de Bruxelles, en conformité des décisions préparées par le congrès ophthalmologique de Londres en 1872, et la société ophthalmologique de Heidelberg. Le système métrique a été d'une voix unanime substitué à la division duo-décimale ; l'unité de la série est la quantité de réfraction (ou la force) développée par la lentille de *un mètre* de longueur focale ; la série elle-même se compose de termes équidistants, régulièrement croissants avec la suite naturelle des nombres entiers, avec la licence accordée, pour les nécessités de la pratique, d'y intercaler les fractions *décimales*, 0,25, 0,50, 0,75, quand besoin est.

Les numéros de 1 à 20 indiquent donc aujourd'hui la force uniformément croissante des verres de lunettes ; le 1er étant une lentille de un mètre, le dernier (20) de 5 centimètres de foyer. Cette réforme apporte enfin à cette branche scientifique le lien qui lui manquait avec le grand et universel système métrique.

§ 120. **Verres périscopiques**. — Les verres positifs ou négatifs terminés par deux faces courbes dirigées dans le même sens, les convexo-concaves et concavo-convexes (voy. fig. 7 et 8), sont encore appelés périscopiques (περί σκοπεῖν), depuis Wollaston qui les a inventés.

Ce savant leur trouvait l'avantage, eu égard à la courbure de la face en rapport avec l'œil, de permettre au regard de se porter plus aisément dans

toutes les directions. Cela est vrai du verre négatif
dans lequel le centre optique (du verre) est par là
rapproché de l'œil, mais, pour le verre positif, le
contraire a lieu, et dès lors l'avantage, s'il était
bien de valeur, devient un inconvénient. Disons
cependant que le verre négatif étant beaucoup plus
souvent que le verre collectif employé pour la vision d'ensemble, il y aurait, sous le rapport de
l'aberration de sphéricité latérale, balance en sa
faveur. Maintenant cet avantage n'est-il point plus
que compensé par l'inconvénient provenant de la
double réflexion, par les surfaces concaves du verre,
des images lumineuses réfléchies par la cornée elle-
même? Nous éviterons de nous prononcer péremp-
toirement à cet égard ; nous dirons seulement que
nous n'avons jamais été frappé par une différence
sensible d'action, entre ces verres et les verres biconvexes ou biconcaves.

Quoi qu'il en soit, l'effet cherché de ces verres
n'est en définitive que l'addition ou la soustraction
d'une certaine quantité de réfraction à celle de
l'appareil, et il importe de pouvoir mesurer rapidement l'effet réfringent produit par un verre
donné. Or, dans leur construction, les verres périscopiques obéissent à une loi de fabrication empirique mal définie. Ils présentent en outre cet
énorme inconvénient, que leur centre optique étant
en dehors d'eux, la longueur focale n'est pas la

même, suivant que l'on oppose aux rayons incidents l'une ou l'autre face. Ajoutons qu'à longueur focale égale, ces verres sont, et doivent être plus lourds, ce qui exclut l'usage des verres de numéros élevés. Or, c'est précisément pour les fortes réfractions que les avantages attribués aux verres périscopiques seraient plus particulièrement précieux, s'ils étaient aussi démontrés qu'ils le sont peu.

Disons enfin, pour terminer, qu'à raison sans doute de l'obscurité qui plane sur les règles de leur fabrication, les verres périscopiques sont plus chers que les autres.

§ 121. **Modification apportée par les lentilles positives dans la position du champ antéro-postérieur des objets distinctemen; vus.** — Les verres collectifs ou positifs ou convergents ont, avons-nous dit, la propriété d'accroître, plus ou moins, les images dessinées sur la rétine, en faisant avancer le centre optique du système. A cette propriété avantageuse, ils joignent malheureusement un effet qui l'est moins, celui de rapprocher en bloc de l'individu tout le champ de son accommodation, compris dorénavant entre le nouveau punctum proximum et le foyer antérieur de la lentille. Or, s'il est toujours avantageux de se procurer des images plus grandes, il n'est pas aussi précieux d'être conduit à rapprocher, plus que de raison, les objets.

Ce rapprochement des objets dans la presbytie est assurément l'effet recherché ; mais jusqu'à une certaine limite seulement. En deçà de 8 à 10 pouces, la fonction binoculaire étant supposée normale, le rapprochement devient dangereux ; il conduit à l'excès de pression intra-oculaire. C'est dans ces considérations que le médecin devra chercher la limite au-dessous de laquelle des verres, quoique réclamés par l'insuffisance de la dimension des images ou de la réfraction, doivent être jugés comme *trop* forts. Ils ne peuvent d'ailleurs être trop forts qu'au point de vue binoculaire.

§ 122. Un verre convexe ne peut pas être trop fort au point de vue de la vision monoculaire. — Quant à la vision uni-oculaire, il en est tout autrement ; le rapprochement n'a plus d'effet directement regrettable, comme il a été reconnu par expérience dans les professions où un seul œil est habituellement en exercice, et s'applique à la loupe ou au microscope. Dans ces circonstances, l'œil se place de lui-même dans la situation du plus grand relâchement possible de l'accommodation.

§ 123. Modifications inverses apportées à

ces mêmes limites par les lentilles négatives.
— Il en est tout différemment des verres concaves. Déplaçant en arrière le centre optique du système, ils diminuent les images, effet fâcheux, mais absolument inévitable. Par voie de conséquence du même fait, ils déplacent en bloc le champ des objets visibles, du côté de l'horizon, le restreignant ainsi du côté de l'individu. Ce dernier effet n'est assurément pas à regretter, au point de vue de la convergence binoculaire, par là soulagée, et c'est là le principe qui (§ 60) nous a conduit à prescrire aux myopes l'usage des verres concaves pour le travail. Mais la diminution notable des images dans le cas de verres forts n'est pas, dans les circonstances extrêmes, sans entraîner de sérieux inconvénients. Elle devient un empêchement, une entrave, professionnels, au même titre que la diminution de l'acuité de la presbytie élevée.

§ 124. **Verres cylindriques.** — Au nombre des verres destinés à modifier la quantité de réfraction, nous devons mentionner les verres plan-cylindriques qui, employés seuls, ou en combinaison entre eux, ou encore avec les verres sphériques, ont pour objet de modifier par addition ou soustraction (convexes ou concaves), la réfraction d'un méridien, en respectant celle du méridien perpendiculaire. Tout ce que nous avons dit des verres positifs ou négatifs, d'une manière générale, s'applique aux verres cylindriques, mais en limitant l'application au méridien unique, auquel ils sont destinés. C'est sur la construction spéciale de ces verres que repose le traitement de l'astigmatisme (§ 66).

§ **125. Verres prismatiques.** — Nous devons encore mentionner les verres prismatiques, dont

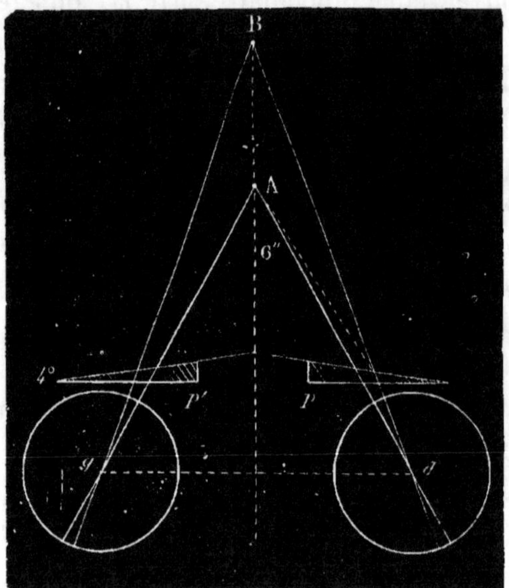

Fig. 9.

l'emploi est d'un grand intérêt dans la diplopie et dans l'asthénopie musculaire. Ces verres, simples prismes, ne modifient en rien la réfraction ; ils n'ont d'autre effet que de déplacer les rayons qui les traversent, en les inclinant à l'émergence, du côté de leur *base*. Par là, la projection rétinienne ou sensorielle a lieu du côté de l'*angle réfringent* du verre. De sorte qu'à une position donnée (A) d'un objet, correspond, suivant le sens du prisme, un concours des axes optiques plus éloigné, B (dans la figure), ou au contraire, si l'on renverse le sens de l'angle réfringent, plus rapproché que cette position. Les prismes sont donc un moyen de faire voir un objet, ou plus près ou plus loin de l'individu, qu'il n'est réellement. Cette propriété, comme celle de faire coïncider des images doubles, est souvent d'une très-utile application.

§ 126. **De la matière dont peuvent être composés les verres de lunettes.** — La substance dont sont formés les verres de lunettes n'est pas une circonstance indifférente. Le flint et le cristal de roche sont plus durs que le crownglass, et pour cette raison leur surface ne se raye pas aussi aisément. Cette propriété n'est certainement pas à dédaigner, en ce qui concerne les verres convexes, que leur forme rend si sujets à cette cause de détérioration. Mais en regard de cet avantage offert par le flint ou le cristal de roche, il convient de tenir compte du plus grand pouvoir dispersif

de ces deux substances. Sous ce rapport, il semble
que la préférence doive être donnée au crown,
quand il s'agit de verres convexes ou concaves
puissants; ajoutons enfin, que le prix des verres
de crown est si peu élevé, qu'il n'y a rien de plus
aisé que de les remplacer, quand ils se trouvent
rayés.

Quant aux verres achromatiques, ils ne sauraient
être employés sous forme de lunettes. Dans les
courts foyers, l'achromatisme entraîne une épaisseur, et conséquemment un poids trop grands ; et
dans les verres faibles, le résultat n'est pas en rapport avec les frais.

§ 127. **Des montures.** — Il y a dans la pose des
lunettes certaines conditions à remplir, et qui sont
très-généralement négligées. Ainsi le plan des verres. parallèle au plan de la face dans la vision à
distance, doit être incliné et demeurer perpendiculaire aux axes optiques, lorsque ceux-ci se bais-
sent pour la vision appliquée. Les lunettes pour le
travail doivent donc offrir un plan dirigé de haut
en bas et d'avant en arrière.

Dans certaines circonstances l'artiste, le travail-
leur, doivent changer à chaque instant de point de
mire. Le peintre, par exemple, après avoir jeté les
yeux sur son modèle ou sur la perspective, doit les
ramener rapidement sur son ouvrage. On a sou-

vent employé, pour réaliser dans un même instrument ce double objet, des lunettes (verres à double foyer ou lunettes de Franklin, leur inventeur) composées de deux demi-verres (pour chaque œil), mis en rapport par leur diamètre horizontal.

La moitié supérieure est destinée aux rayons parallèles, ou pour les objets distants, l'autre répond aux nécessités de la vision rapprochée.

§ 128. De la distance des verres dans ses rapports avec l'écartement des yeux. — Il convient aussi, d'une manière générale, que les centres des verres soient mis en rapport avec l'écartement des pupilles, lors de leur convergence la plus habituelle. Cette précaution est très-universellement négligée. Les opticiens n'ayant pas généralement de montures répondant à tous les écartements des yeux : négligence impardonnable de l'industrie, et qui montre à quel degré d'imperfection en est encore aujourd'hui cet art.

La nécessité de ce rapport exact entre la distance des verres et celle des pupilles n'est d'ailleurs ici qu'un point de départ, ce rapport devant être modifié suivant les circonstances.

Dans nombre de cas il faut, en effet, s'écarter de cette loi et décentrer les verres, d'après certaines indications du ressort exclusif de l'ophthalmologiste. Suivant que le sujet a plus de facilité à accommoder qu'à converger, comme chez le myope en général, ou inversement comme chez l'hypermétrope, il y aura nécessité de donner aux verres un effet prismatique, dans un sens ou dans l'autre, par un écartement des verres, supérieur ou inférieur à celui des prunelles.

Ajoutons que parfois, comme dans les insuffisances réelles, cette décentration n'est pas toujours suffisante, et qu'il faut y joindre l'usage des prismes.

§ 129. **Des instruments qui modifient la quantité de lumière.** (Lunettes sténopéiques.) — Ces instruments sont de petits écrans opaques, percés de trous ou fentes, soit horizontales, soit verticales, et d'une largeur de 1 à 2 millimètres. Ils ont pour effet de ne laisser entrer dans l'œil que des quantités très-réduites de lumière (comme ferait la carte au trou d'épingle), ou de limiter les pinceaux lumineux à un seul des méridiens de l'œil.

Leur objet est de préserver la membrane sensible de l'éblouissement causé par la diffusion de la lumière à son passage sur le bord, ou au travers des taies cornéales, diffusion dont l'action est une des plus défavorables que puisse rencontrer la formation des images rétiniennes. On les utilise également après l'iridectomie, la création d'une pupille artificielle, dans la mydriase, ou encore lorsqu'il existe plusieurs pupilles (polycorie) ou des synéchies.

On les applique encore avec avantage lors de l'exclusion d'un œil, et d'une manière générale dans la vision monoculaire, en permettant un très-grand rapprochement des petits objets, propre à procurer de grandes images.

Pour la vision à distance, il est bon de remplacer le trou d'épingle par la fente horizontale, qui permet le mouvement des yeux et remplace très-avantageusement le clignement.

§ 130. **Conserves.** — On désigne sous ce nom des lunettes qui n'exercent sur la quantité de réfraction qu'une action nulle ou minime. Ce sont, soit des verres convexes très-faibles (de 96 à 72 pouces de foyer ; 0,25 ou 0,50 de dioptrie métrique), qui sont, chez l'emmétrope même, d'un agréable usage le soir, ou quand la lumière est en déficit, soit des verres neutres d'une teinte destinée à modifier la qualité et la quantité de la lumière pénétrante.

Ces verres offrent à divers degrés les nuances vertes ou bleues ; on y ajoute quelquefois une partie de noir destiné à éteindre davantage la quantité de lumière : ils portent alors le nom de verres teinte fumée.

Le vert a été très-longtemps en faveur ; on ne s'explique pas très-bien pourquoi. La teinte verte appartient à la partie moyenne du spectre ; elle est donc riche en rayons jaunes, les plus irritants pour la membrane sensible et partant les moins favorables. Ce sont ces rayons qui dominent dans la lumière artificielle, et l'on sait combien elle est irritante.

La teinte bleue est aujourd'hui reconnue comme de beaucoup préférable. Cette nuance exclut l'orangé ; en outre, par son rang dans la série, riche en rayons chimiques ou photogéniques, elle élimine les rayons calorifiques. Eu égard à son pouvoir réfringent, elle agit en outre à un certain degré comme verre collectif.

Le gris fumée n'agit que sur la quantité, mais non sur la qualité de la lumière, qu'il éteint en masse, sans préférence pour l'une ou l'autre région du spectre. Il est très-bon quand on se propose d'employer la conserve colorée simplement comme écran et pour faire une sorte d'obscurité. Mais lorsqu'on a en vue de soulager directement la rétine, ou par voie réflexe la choroïde, sans nuire à la netteté de la vision, le bleu, plus riche en éléments photogéniques, doit être préféré.

§ 131. **Les conserves ou verres colorés sont-ils favorables à l'œil sain ?** — On nous demande souvent si les conserves bleues ou vertes sont des moyens de conservation applicables à l'œil sain. La réponse n'est pas douteuse. Un œil sain doit demeurer en rapport régulier avec son stimulant naturel, la lumière, élément le plus nécessaire à sa conservation. Il n'y a donc lieu à faire usage des conserves teintées que dans des circonstances exceptionnelles où l'on pourrait avoir à subir pendant trop longtemps un éclat excessif, comme en pourrait présenter un voyage au désert ou dans les steppes neigés du Nord; des amblyopies, des irritations de la rétine ont été observées dans ces circonstances (insolation, — *snow-blindness*). En dehors de ces cas rares, le verre coloré doit être considéré comme un remède, et réservé aux yeux dont les membranes sont en souffrance. C'est au médecin qu'il appartient de les prescrire.

§ 132. **De l'usage de la jumelle d'opéra.** — Il existe un instrument très-répandu et dont l'usage journalier, eu égard à l'indifférence qui préside à sa construction, n'est pas sans amener souvent bien des inconvénients pour l'intégrité de la vue ; nous voulons parler de la jumelle d'opéra. Dans la jumelle d'opéra, deux images semblables sont offertes en parallélisme au-devant de chaque œil sur les axes de l'instrument. Lors du parallélisme des axes optiques, c'est-à-dire lorsque le regard

naturel se fixe sur un objet distant, la vision binoculaire simple a lieu sans effort, l'accommodation
de chaque œil étant au maximum de relâchement. Si les tuyaux des jumelles ont un écartement parfaitement égal à celui des pupilles, lors
du regard à l'horizon, les conditions de la vision
régulière seront réalisées, lorsque la jumelle est au
point. Mais si cet écartement est différent, il y a
production d'images doubles : homonymes, si l'é-
cartement des tuyaux est supérieur à celui des
yeux, croisées dans le cas contraire. Or, à partir
du parallélisme des axes optiques, les yeux ont
généralement beaucoup plus de peine à fusionner
des images homonymes légèrement écartées, que
des images croisées séparées par le même intervalle. Il est donc extrêmement important de ne se
servir que de jumelles dont l'écartement soit au
plus égal à celui des yeux, et, bien plutôt, un peu
moindre que cette distance. Des jumelles plus
écartées doivent être absolument proscrites. Sous
ce rapport, nous devons recommander l'emploi de
jumelles mobiles sur un axe intermédiaire, et qui
peuvent être rapprochées l'une de l'autre, proportionnellement à l'écartement des yeux. L'emmétrope n'a alors d'autre règle à suivre, la lunette
étant au point pour le parallélisme, qu'à faire
coïncider entre eux les deux cercles lumineux,
images des objectifs, en leur donnant pour centre

commun le point de mire ou d'attention. Comme
en général on se passe souvent l'instrument d'une
personne à une autre, cette disposition doit être
préconisée. Toute jumelle dont l'écartement est
supérieur à celui des pupilles est un instrument
dangereux.

Voilà pour l'emmétrope : mais les conditions ne
sont plus les mêmes dans les anomalies de la réfraction. Chez le myope, les axes optiques ont une
tendance naturelle à diverger : les objets éloignés
donnent donc lieu chez lui à des images légèrement croisées. Il serait bon dès lors, pour lui
éviter toute fatigue, que les jumelles pussent lui
offrir les images à un écartement moindre que
celui des deux axes de l'instrument, ou des objectifs. Pour cela les oculaires devraient pouvoir être
portés à un écartement un peu plus grand que
celui des objectifs, c'est-à-dire être plus ou moins
mobiles de dedans en dehors.

Chez l'hypermétrope s'observe la prédisposition
contraire : les oculaires devraient donc pouvoir
être déplacés, de dehors en dedans, sur la ligne
qui joint leurs centres.

Nous avons depuis longtemps (1860) réclamé en
vain de l'industrie cette modification dans la construction des instruments à deux corps : la faculté
de graduer à volonté l'écartement des centres des
oculaires. Nous croyons que leur usage y gagne

rait beaucoup au point de vue de la fatigue.
Nombre de gens ne peuvent se servir de jumelle à
raison des anomalies dans les rapports de leur
convergence avec leur accommodation.

§ 133. **De l'usage des loupes dans l'amblyopie.** — Nous avons vu que lorsque l'acuité
de la vision était réduite jusqu'aux proportions de
l'amblyopie, il était souvent indiqué d'exclure, ou
momentanément ou à jamais, l'un des yeux de la
fonction, la convergence binoculaire devenant
incompatible avec la distance à laquelle l'objet
doit être placé pour fournir des images suffisamment grandes. Dans ces cas, on conseille à l'amblyope l'usage d'une loupe destinée à procurer
l'accroissement désiré dans la dimension des
images. Une des meilleures combinaisons à employer à cet effet, comme dans toute circonstance
où il est utile de réveiller par l'exercice une rétine
paresseuse, c'est la loupe de Fraünhofer, reprise en
ces derniers temps, par de Graefe. Cet instrument
se compose de l'association de deux lentilles convexes, l'une de 4 pouces, l'autre de 6 pouces de
longueur focale, lesquelles séparées par un inter-
tervalle de 1 pouce, équivalent à peu près à une
lentille de 2''. Cette combinaison offre moins d'a-
berration de courbure qu'une lentille simple de
même foyer, et a l'avantage de pouvoir être tenue

à une distance plus grande de l'objet et de l'œil. Les loupes bi-cylindriques, système Chamblant, sont très-avantageuses pour la lecture, en ce qu'elles permettent, eu égard à leur moindre aberration de sphéricité, d'embrasser à la fois, avec une suffisante netteté, plusieurs lignes d'un in-octavo.

VI

CONCLUSION. — HYGIÈNE DE LA VUE NORMALE DANS LES APPLICATIONS A COURTE DISTANCE.

Hygiène de l'œil sain lors de la vision rapprochée. — Conséquences du grand rapprochement des objets. — De l'influence de la lumière au point de vue de sa quantité. — De l'influence de la lumière au point de vue de sa qualité. — Rappel de quelques remarques antérieures.

§ 134. Hygiène de l'œil sain lors de la vision rapprochée. — Trois éléments actifs principaux entrent en jeu pour la réalisation de la fonction visuelle :

1. La réfraction dynamique ou accommodation ;

2. La synergie des deux yeux dans l'acte de leur convergence mutuelle ;

3. La lumière sous le rapport de sa quantité et de sa qualité.

On comprendra que nous ne fassions pas figurer ici la réfraction statique que nous supposons nécessairement normale, ses anomalies ayant fait l'objet de chapitres spéciaux. Nous ne nous occupons donc que des éléments dynamiques dont la bonne harmonie est l'objet même de l'hygiène.

Une des premières lois qui régissent le dynanisme musculaire est la suivante : Si pour être conservé en état de puissance et de bon usage, un muscle doit être soumis à un exercice régulier, on doit cependant éviter de le maintenir sous des tensions trop prolongées ; il est nécessaire de lui procurer des alternatives fréquemment renouvelées d'activité et de repos.

Dans la mécanique animale, la locomotion a généralement pour organes des leviers solides (osseux) auxquels sont appliquées la puissance et la résistance. La simple ténacité de ces leviers suffit à supporter l'effort, et leur intégrité n'est généralement pas compromise par l'exercice des forces naturelles. Les leviers en jeu dans l'appareil de la vue sont de tout autre nature : ce sont des poches membraneuses remplies de liquides et dont le contenu réagit sur les enveloppes ; ces enveloppes, elles-mêmes, sont des trames vasculaires ou sensibles, particulièrement délicates. Il y a donc dans ces conditions nécessité de ménager les leviers tout autant, sinon plus, que les puissances qui leur sont appliquées. Seconde raison de poser ce principe absolu d'hygiène oculaire : point d'occupation prolongée qui ne soit coupée par de fréquents intervalles de repos, par exemple par la suspension du travail pendant quelques minutes toutes les demi-heures.

§ 135. **Conséquences du trop grand rapprochement des objets.** — Ce que produit l'application prolongée, bien plus énergiquement encore l'amènera l'occupation binoculaire sur des objets trop rapprochés. On a vu (§ 56 et 57) les effets de la convergence mutuelle des axes optiques dans le cas d'insuffisance des droits internes. Eh bien, la simple convergence physiologique elle-même ne doit pas être tenue pour exempte de faits de cet ordre. Toute convergence amène un excès plus ou moins marqué de compression du globe, et cet excès est d'autant plus sensible que le plan des axes optiques s'écartera davantage du plan de l'horizon. D'où deux principes importants : tenir l'objet de l'application aussi éloigné des yeux que possible (30 à 45 centimètres) ; 2° le placer le plus qu'il se pourra dans le voisinage du plan horizontal des yeux.

La lecture dans le décubitus dorsal est particulièrement dangereuse à ce point de vue ; elle ne l'est pas moins sous le rapport des congestions passives que cette attitude entraîne dans les régions supérieures.

Or, nul organe n'est plus apte que cette éponge appelée la choroïde, à en ressentir les effets. Aussi convient-il, dans toutes les occupations, d'observer une attitude droite et dégagée. Ce qui ne veut pas dire qu'il faille tenir les yeux élevés au-dessus du plan horizontal; le maintien de l'attention dans cette direction n'est pas moins défavorable sous le rapport de la pression oculaire. Une station plus ou moins prolongée dans un musée suffira pleinement à convaincre de cette vérité.

§ 136. **De l'influence de la lumière au point de vue de la quantité.** — Comment fixer la question de quantité entre l'œil et la lumière? La mesure est ici une question de race et d'acclimatement. Quand un œil de Londres descend à Nice ou à Naples, il s'entoure de voiles verts, de parasols doublés de même couleur; en marchant, il cherche les abris et tient ses regards fixés plutôt sur l'ombre portée par son propre corps ou son « *umbrella* » qu'il ne les laisse errer sur le sol flamboyant qui l'environne. Or, à côté de lui son guide, sans autre protection qu'un large chapeau de paille, promène indifféremment ses yeux sur les objets qui l'entourent. La quantité de lumière normale n'est donc pas la même pour les acclimatés de latitudes différentes; et il est convenable, lors des émigrations et des voyages, de tenir compte de ces différences. Dans ces circonstances, il sera donc sage de préparer graduellement l'organe à une acclimatation nouvelle au moyen de voiles protecteurs ou des conserves colorées. Mais hors ce cas et lorsque la lumière et l'organe sont dans des rapports harmoniques de climatologie, l'un est le stimulant né de l'autre et ils ne réclament pas d'intermédiaires.

La quantité de lumière, au lieu d'être en excès, peut se trouver en déficit; cette condition est des plus redoutables pour l'intégrité de l'organe, particulièrement chez les personnes astreintes à travailler sur des objets menus et délicats. L'insuffisance de l'éclairage ne peut être compensée que par une grandeur suffisante des images, et celle-ci ne peut être procurée qu'en se rapprochant beaucoup de l'objet de l'attention. Cette circonstance est un des éléments les plus actifs de la production de la myopie (voir les §§ 56 et 57). Les anciens l'avaient bien reconnu, car ils admettaient la myopie par insuffisance d'éclairage.

Dans les classes ouvrières, il n'est pas toujours possible de se procurer un éclairage suffisant : partant, de tristes conséquences suivent dans cet ordre de faits, comme dans tous les autres, la question de paupérisme. Mais dans les classes plus élevées, dans les établissements d'instruction secondaire par exemple, il serait inexcusable de tenir les enfants appliqués à leurs devoirs dans des salles d'études mal éclairées, comme les nôtres il y a un demi-siècle.

§ 137. **De la qualité de la lumière**. — Ces mêmes principes seront suivis dans l'application au travail ; mais ici la qualité de la lumière n'a pas moins d'importance que la quantité. Comme il n'est pas très-naturel de se mettre au soleil pour lire, nous ne nous occuperons ici que du degré de la lumière artificielle à employer.

La lumière artificielle la plus habituellement en usage (gaz — lampes — bougies) est généralement riche en rayons jaunes. Or, nous avons déjà signalé (§ 129) la qualité particulièrement irritante des rayons jaunes. Aussi est-ce dans les travaux du soir que se décèlent le plus souvent les fatigues de l'organe. Il sera donc de bonne hygiène de s'abstenir d'occupations rapprochées le soir, ou tout au moins de n'en pas abuser. Une seconde fois, et avec une nouvelle insistance, nous dirons donc encore : jamais, jamais de lecture au lit.

Il est une seconde espèce de lumière qui par occasion a été mise en usage : nous voulons parler de la lumière électrique. Or, d'après les expériences de MM. Foucault et Regnauld, la lumière électrique presque exclusivement composée de rayons violets, exercerait une action défavorable sur les milieux de l'œil [1].

1. Nous devons à l'obligeance de M. Léon Foucault quelques détails précieux sur l'influence exercée sur l'œil (et non, comme nous l'avons répété plus haut après la plupart des auteurs, sur ses milieux par la lumière électrique. Dans de nombreuses observations, puis dans des expériences expressément répétées *ad hoc*, M. Foucault a

Quant à la lumière produite par la combustion du magnésium, elle paraît se rapprocher beaucoup de la lumière blanche ou solaire.

Ces deux genres d'éclairage sont d'ailleurs si peu généralisés dans leur emploi que les observations pathologiques manquent à leur endroit.

§ 138. **Rappel de quelques remarques antérieures**. — Nombre de vues ne sont point normales et que l'on croit cependant être telles; nombre d'yeux amétropes et dont les possesseurs, loin de se croire dans un état d'infériorité, se vantent au contraire, d'être particulièrement favorisés à cet égard.

acquis la démonstration des mauvais effets produits sur l'organe de la vue, et plus particulièrement sur son épiderme (épithélium externe). Ce ne sont point les symptômes de la rétinite, de la choroïdite, ni de l'hyperesthésie de la membrane sensible qu'on observe, après une exposition plus ou moins prolongée de l'organe à la lumière électrique. C'est une phlegmasie de la muqueuse (conjonctivite), douloureuse comme toute conjonctivite, et compliquée d'un trouble de la cornée qui perd son poli comme dans les kératites superficielles. Cet état s'accompagne d'une rougeur érysipélateuse de la peau de la face et surtout des paupières et du front, et a une durée variable qui peut se borner à quelques heures, quand l'observation à la lumière électrique n'a pas été prolongée outre mesure. Sous ce rapport, l'effet de la lumière électrique serait très-comparable à l'insolation, au trouble de la vue (snow-blindness) produit par une longue exposition à l'éclat de la neige. Le verre coloré à l'oxyde d'urane est d'un effet merveilleux pour se garantir de ces troubles fâcheux.

Que le médecin ne s'y trompe pas et qu'il juge des faits par lui-même.

Quand une personne âgée de plus de 50 ans, se prévaut de n'avoir jamais ressenti le besoin de lunettes pour lire le soir ; — quand des enfants nous disent : Mon père et ma mère lisaient encore sans lunettes à soixante-dix ans, concluez que ces excellents yeux étaient (à certain degré) myopes.

Quand un homme de cinquante ans a besoin de verres relativement forts pour la lecture (au-dessus du n° 20), quand il éloigne son livre ou son journal d'une quantité supérieure (en pouces) au numéro ou foyer de ses verres, affirmez sans crainte d'erreur qu'il est hypermétrope.

Défiez-vous aussi, dans le cas de ces prétendues vues normales, des mouches volantes, des blépha-rites chroniques qui ne seraient pas justifiées d'ail-leurs par une constitution ultra-lymphatique, de ces orgeolets à répétition constante, de la rougeur du bord palpébral, du larmoiement après la lecture ou les applications un peu soutenues, etc... Ces symptômes sont autant de signes de la congestion des membranes internes, consécutive à l'asthé-nopie soit musculaire, soit accommodative.

Du reste, tous ces points ont été traités avec des détails suffisants aux articles qui les concernent, et pour éviter des redites, nous y renvoyons le lec-teur.

APPENDICE

DES ANOMALIES VISUELLES DANS LEURS RAPPORTS AVEC
LE SERVICE MILITAIRE.

Le médecin est souvent consulté sur l'aptitude d'un
jeune homme au service militaire : Une réponse tant
soit peu fondée à cette question est absolument impossible en l'état d'incohérence administrative qui
règne encore, à l'heure qu'il est, en souveraine en ces
matières.

Mais si nous ne pouvons dire quel jugement sera
prononcé dans un cas donné, nous pouvons du moins
exposer ici ce qui devrait être prononcé. Nous n'avons
pour cela qu'à reproduire le résultat des délibérations
arrêtées au congrès de Bruxelles de 1875, délibérations
qui toutes ont été prises dans un esprit de conciliation
et de déférence si élastiques vis-à-vis des autorités
militaires, qu'elles peuvent être considérées comme des
minima parmi les minima

I. Affections amblyopiques.

La section est d'avis qu'il est nécessaire de déterminer exactement le degré minimum d'acuité visuelle
compatible avec le service militaire. Aussi, bien qu'il
ressorte des débats que ce degré minimum est proba-
blement compris entre 1/4 et 1/5 de l'acuité visuelle
normale pour l'œil droit, l'œil gauche pouvant ne pos-
séder qu'une acuité moindre, il est désirable que ce
point soit exactement déterminé par des recherches

nouvelles qui seraient basées sur une connaissance parfaite des exigences du service. (Voyez la note à la fin de cet article).

2° On ne peut accepter dans l'armée les sujets atteints d'une diminution considérable du champ visuel (superficiel).

3° Dans le service des chemins de fer et dans la marine, où l'usage des signaux colorés est général, on n'acceptera pas les sujets atteints de *pseudo-chrôma-topsie.*

II. Strabisme. — Le strabisme convergent de l'*œil gauche* n'est un motif d'exemption que dans les cas extrêmes, quand il en résulte une diminution notable du champ visuel (superficiel). Il en est de même du strabisme alternant quand il est porté assez loin pour diminuer le champ visuel de l'un ou de l'autre côté.

(Il n'est pas question de l'œil *droit* dont la déviation emporte, sans conteste, l'exemption).

III. Taies de la cornée, synéchies postérieures, cataractes. — Flocons du corps vitré.

1° Les taies de la cornée entraînent l'exemption quand, à la grande lumière du jour, venant d'en face, l'acuité visuelle tombe au-dessous de 1/4 de l'acuité normale.

2° Les synéchies postérieures et les cataractes pyramidales antérieures sont assimilées aux taies de la cornée.

3° Pour toutes les autres formes de cataractes on accordera l'exemption définitive.

4° Les flocons du corps vitré, même limités à un œil, doivent entraîner l'exemption définitive à cause des dangers auxquels cette maladie expose dans le service militaire.

IV. Amétropies (anomalies de la réfraction).

Avant de s'occuper des formes particulières d'amétropie, l'Assemblée, après des débats prolongés, a voté, à l'unanimité, cette proposition préalable :

« La section ophthalmologique du congrès médical international :

« Considérant que l'interdiction des lunettes dans le
« rang peut priver l'armée active d'éléments utiles et
« peut nuire considérablement au recrutement des
« cadres, en faisant reléguer bien des hommes intelli-
« gents dans les services auxiliaires, est d'avis qu'il y
« a lieu d'admettre l'usage des lunettes dans les ar-
« mées. »

En supposant que l'usage des verres correcteurs *soit admis* dans les armées, la section prend les décisions suivantes :

1º Le plus haut degré de myopie compatible avec le service militaire doit être corrigé par le nº 5 de la nomenclature métrique. Ce degré correspond à une myopie de 1/7 ou 1/8 de l'ancienne nomenclature, basée sur la longueur focale (en pouces) du verre correcteur.

2º L'hypermétropie totale correspondant à peu près à 1/6 de l'ancienne nomenclature, est une cause d'exemption définitive.

3º L'astigmatisme entraîne l'exemption définitive quand, par l'interposition des verres sphériques les plus convenables, on ne parvient pas à établir une acuité visuelle supérieure à celle qu'on exige des amblyopiques.

En supposant que l'usage des verres ne soit pas admis dans les armées, quels sont les degrés d'amétropie auxquels on doit accorder l'exemption ?

1° Le plus haut degré de myopie compatible avec le service doit être au-dessous de 3 dioptries dans la nomenclature métrique, de 1/12 à 1/13, dans l'ancienne [1].

2° L'hypermétropie totale atteignant ou dépassant 6 de la nouvelle nomenclature, ou 1/6 environ dans l'ancienne, est une cause d'exemption définitive.

3° Quand le trouble de la vue chez les astigmatiques est tel que l'acuité ne dépasse pas 1/8 de l'acuité normale, il y a lieu à exemption. Cette acuité correspond à celle que l'on trouve dans les conditions favorables chez les myopes de 1/12 à 1/13.

1. (Le chiffre de 1/12 comme limite de la myopie non corrigée admissible au service est une concession de l'assemblée : Elle a nettement exprimé dans la discussion, à une grande majorité, qu'un sujet atteint d'une myopie de 1/30 ne peut faire dans le rang qu'un mauvais soldat).

La même observation a été faite en ce qui concerne l'acuité : Le chiffre de 1/4 comme limite a paru généralement faible. Beaucoup, et des plus autorisés, inclinaient à penser que l'acuité minima ne devait pas être de beaucoup inférieure à l'acuité physiologique.

10.

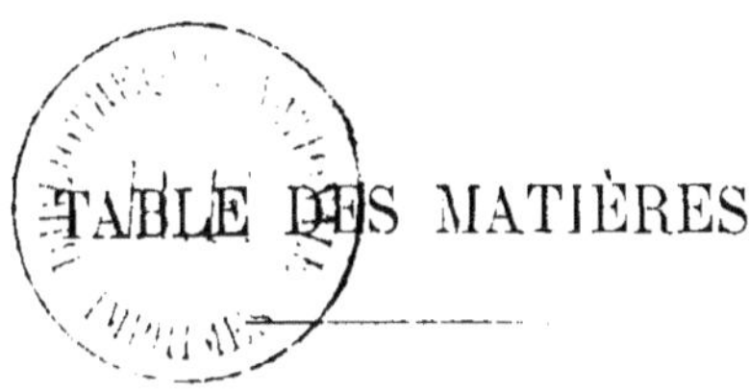

TABLE DES MATIÈRES

SECONDE PARTIE.

PATHOLOGIE FONCTIONNELLE ENVISAGÉE DANS SA SYMPTO-
MATOLOGIE SOMMAIRE. — INDICATIONS GÉNÉRALES QUI
EN RÉSULTENT POUR LE TRAITEMENT ET L'HYGIÈNE.

DEUXIÈME CATÉGORIE.

DEUXIÈME CLASSE.

DES SUJETS QUI NE VOIENT NETTEMENT QU'A COURTE DISTANCE

TROISIÈME CLASSE.

ASTIGMATISME OU ASYMÉTRIE DE LA RÉFRACTION.

QUATRIÈME CLASSE.

ANOMALIES FONCTIONNELLES AUXQUELLES NE REMÉDIE PAS LE TROU D'ÉPINGLE. — AMBLYOPIES.

APPENDICE.

FIN DE LA TABLE DES MATIÈRES.

Coulommiers. — Typog. Albert PONSOT et P. BRODARD.

LIBRAIRIE GERMER BAILLIÈRE et Cie.

PROVISOIREMENT, 8, PLACE DE L'ODÉON

La Librairie sera transférée 108, boulevard Saint-Germain, le 1er octobre 1877

EXTRAIT DU CATALOGUE.

— MARS 1877 —

RÉCENTES PUBLICATIONS

(SCIENTIFIQUES)

Pathologie médicale.

BECQUEREL. Traité clinique des maladies de l'utérus et de ses annexes. 1859, 2 vol. in-8 de 1061 pages, avec un atlas de 18 pl. (dont 5 coloriées) représentant 44 figures.　　20 fr.

BECQUEREL. Traité des applications de l'électricité à la thérapeutique médicale et chirurgicale. 1860, 2e édition. 1 vol. in-8, fig.　　7 fr.

BIGOT. Les périodes raisonnantes de l'aliénation mentale. 1 fort vol. in-8 1877.　　10 fr.

BOTKIN. Des maladies du cœur. Leçons de clinique médicale faites à l'université de Saint-Pétersbourg. 1870, in-8.　　3 fr. 50

BOTKIN. De la fièvre. Leçons de clinique médicale faites à l'université de Saint-Pétersbourg. 1872, in-8.　　4 fr. 50

BOUCHUT et DESPRÉS. Dictionnaire de médecine et de thérapeutique médicale et chirurgicale, comprenant le résumé de la médecine et de la chirurgie, les indications thérapeutiques de chaque maladie, la médecine opératoire, les accouchements, l'oculistique, l'odontechnie, les maladies d'oreille, l'électrisation, la matière médicale, les eaux minérales, et un formulaire spécial pour chaque maladie. 2e édition, très-augmentée. 1 vol. in-4 avec 754 figures dans le texte.
　　Broché.　　25 fr.
　　Cartonné.　　27 fr.
　　Relié.　　29 fr.

BOUCHUT. Histoire de la médecine et des doctrines médicales. 1873, 2 vol. in-8.　　16 fr.

BOUCHUT. Diagnostic des maladies du système nerveux par l'ophthalmoscopie. 1866, 1 vol. in-8 avec atlas colorié.　　9 fr.

BRIERRE DE BOISMONT. **Des hallucinations, ou Histoire raisonnée des apparitions**, des visions, des songes, de l'extase, du magnétisme et du somnambulisme. 1862, 2ᵉ édition très-augmentée. 7 fr.

BRIERRE DE BOISMONT. **Du suicide et de la folie suicide**, considérés dans leurs rapports avec la statistique, la médecine et la philosophie. 2ᵉ édition, 1865, 1 vol. in-8 de 680 pages. 7 fr.

CASPER. **Traité pratique de médecine légale**, rédigé d'après des observations personnelles, par Jean-Louis Casper, professeur de médecine légale de la Faculté de médecine de Berlin ; traduit de l'allemand sous les yeux de l'auteur, par M. Gustave-Germer Baillière. 1862, 2 vol. in-8. 15 fr.

CHOMET. **Effets et influence de la musique sur la santé et sur la maladie**. 1874, 1 vol. in-18. 3 fr.

CORNIL. **Des différentes espèces de néphrites**. 1869, in-8. 3 fr. 50

CORNIL. **Leçons sur l'anatomie pathologique et sur les signes fournis par l'auscultation dans les maladies du poumon**. 1874. In-8. 2 fr.

DAMASCHINO. **Des différentes formes de la pneumonie aiguë chez les enfants**. 1867, in-8 de 154 pages. 3 fr. 50

DAMASCHINO. **La pleurésie purulente**. 1869, in-8. 3 fr. 50

DAMASCHINO. **Étiologie de la tuberculose**. 1872, in-8. 2 fr. 50

DESPRÉS. **Traité théorique et pratique de la syphilis**, ou infection purulente syphilitique. 1873, 1 vol in-8. 7 fr.

DEVERGIE (Alphonse). **Médecine légale, théorique et pratique**, avec le texte et l'interprétation des lois relatives à la médecine légale, revus et annotés par M. Dehaussy de Robécourt, conseiller à la Cour de cassation. 1852, 3ᵉ édit., 3 vol. in-8. 23 fr.

DUJARDIN-BEAUMETZ. **De la myélite aiguë**. 1872, in-8. 2 fr. 50

DURAND-FARDEL. **Traité pratique des maladies chroniques**. 1868, 2 vol. gr. in-8. 20 fr.

DURAND-FARDEL. **Traité thérapeutique des eaux minérales** de France et de l'étranger, et de leur emploi dans les maladies chroniques. 2ᵉ édit., 1862, 1 vol. in-8 de 774 pages, avec carte coloriée. 9 fr.

DURAND-FARDEL. **Traité pratique des maladies des vieillards**. 1873, 2ᵉ édition. 1 fort vol. gr. in-8. 14 fr.

GARNIER. **Dictionnaire annuel des progrès des sciences et institutions médicales**, suite et complément de tous les dictionnaires, précédé d'une introduction par M. le docteur Amédée Latour. 1 vol. in-12 de 500 pages.

Prix de la 1re année 1864.		5 fr.

Prix de la 1re année 1864.   5 fr.
      —   2e année 1865.   6 fr.
      —   3e année 1866.   6 fr.
      —   4e année 1867.   6 fr.
      —   5e année 1868.   6 fr.
      —   6o année 1869.   6 fr.
      —   7e année 1870 et 1871.   7 fr.
      —   8e année 1872.   7 fr.
      —   9e année 1873.   7 fr.
      —   10e année 1874.   7 fr.
      —   11e année 1875.   7 fr.
      —   12e année 1876.   7 f..

GINTRAC (E.). Cours théorique et clinique de pathologie interne et de thérapie médicale. 1853-1859. 9 vol. gr. in-8.   63 fr.

Les tomes IV et V se vendent séparément.   14 fr.

Les tomes VI et VII (*Maladies du système nerveux*) se vendent séparément.   14 fr.

Les tomes VIII et IX (*Maladies du système nerveux*, suite) se vendent séparément.   14 fr.

GINTRAC. Traité théorique et pratique des maladies de l'appareil nerveux. 1872, 4 vol. gr. in-8.   28 fr.

GOUBERT. Manuel de l'art des autopsies cadavériques, surtout dans ses applications à l'anatomie pathologique, précédé d'une lettre de M. le professeur Bouillaud. 1867, in-18 de 520 pages, avec 145 figures dans le texte.   6 fr.

GUINIER. Essai de pathologie et de clinique médicales, contenant des recherches spéciales sur la forme pernicieuse de la maladie des marais, la fièvre typhoïde, la diphthérie, la pneumonie, la thoracocentèse chez les enfants, le carreau, etc. 1866, 1 fort vol. in-8.   8 fr.

HÉRARD et CORNIL. De la phthisie pulmonaire, étude anatomo-pathologique et clinique. 1867, 1 vol. in-8, avec fig. dans le texte et planches coloriées.   10 fr.

LABORDE. Les hommes et les actes de l'insurrection de Paris devant la psychologie morbide. Lettres à M. le docteur Moreau (de Tours). 1872, 1 vol. in-18.   2 fr. 50

LABORDE. De la malignité dans les maladies. 1872, in-8 de 104 pages.   2 fr. 50

LANCEREAUX. Traité historique et pratique de la syphilis 1873, 1 vol. gr. in-8 avec figures et planches coloriées.   17 fr.

LIOUVILLE. De la généralisation des anévrysmes miliaires, coexistence de ces lésions dans le cerveau avec des altérations vasculaires analogues dans les différentes parties du corps. 1871, in-8 avec planches coloriées.   6 fr.

MOREAU (de Tours). **Traité pratique de la folie névropathique** (vulgo hystérique). 1869, 1 vol. in-18.   3 fr. 50

MUNARET. **Le médecin des villes et des campagnes.** 4ᵉ édition, 1862, 1 vol. gr. in-18.   4 fr. 50

MURCHISON. **La fièvre typhoïde**, traduit de l'anglais par le docteur Lutaud, avec introduction et notes du docteur Henry Guéneau de Mussy. 1 vol. in-8.   (*Sous presse.*)

NIEMEYER. **Éléments de pathologie interne et de thérapeutique**, traduits de l'allemand, annotés par M. Cornil. 1873, 3ᵉ édition française augmentée de notes nouvelles. 2 vol. gr. in-8.   14 fr.

ONIMUS et LEGROS. **Traité d'électricité médicale.** 1 fort vol. in-8, avec de nombreuses figures intercalées dans le texte. 1872.   12 fr.

REQUIN. **Éléments de pathologie médicale.** 1845-1863, vol. I à III.   22 fr.
    Le tome III se vend séparément.   6 fr.

SANDRAS et BOURGUIGNON. **Traité pratique des maladies nerveuses.** 2ᵉ édit., entièrement refondue. 1860-1863, 2 vol. in-8.   12 fr.

TARDIEU. **Manuel de pathologie et de clinique médicales.** 4ᵉ édition, corrigée et augmentée. 1873, 1 vol. gr. in-18. 8 fr.

Pathologie chirurgicale.

ANGER (Benjamin). **Traité iconographique des maladies chirurgicales**, précédé d'une introduction par M. le professeur Velpeau. 1866, in-4.
Chaque livraison est composée de huit planches et du texte correspondant.
    Prix.   12 fr.
    Tous les exemplaires sont coloriés. — La première partie (Luxations et Fractures) est terminée ; elle est composée de 12 livraisons et demie (100 planches contenant 254 fig. et 127 bois), et coûte, reliée.   150 fr.

BAUDON. **L'ovotomie abdominale ou opération césarienne.** 1873. 1 vol. in-8.   4 fr.

BILLROTH. **Traité de pathologie chirurgicale générale**, traduit de l'allemand, précédé d'une introduction par M. le professeur Verneuil. 1874, 1 fort vol. gr. in-8, avec 100 fig. dans le texte.   14 fr.

CHIPAULT. **Fractures par armes à feu.** Amputation. — Résection sous-périostée. — Évidement. — Amputation. 1 fort vol. gr. in-8, avec 37 planches coloriées.   25 fr.

DESPRÉS (A.). **Traité théorique et pratique de la syphilis** ou infection purulente syphilitique. 1873, 1 vol. in-8.   7 fr.

DONDERS. **L'astigmatisme** et les verres cylindriques, *traduit du hollandais* par le docteur H. Dor, médecin à Vevey. 1862, 1 vol. in-8 de 144 pages.   4 fr. 50

HOUEL. Manuel d'anatomie pathologique générale et appliquée, contenant le catalogue et la description des pièces déposées au musée Dupuytren. 2ᵉ édition. 1862, 1 vol. in-18 de 930 pages. 7 fr.

JAMAIN. Manuel de petite chirurgie. 1873, 5ᵉ édition, refondue. 1 vol. gr. in-18 de 1000 pages, avec 450 fig. 8 fr.

JAMAIN et TERRIER. Manuel de pathologie et de clinique chirurgicales. 1876, 3ᵉ édition, tome Iᵉʳ. 1 vol in-18. 8 fr.

LANCEREAUX. Traité historique et pratique de la syphilis. 2ᵉ édition. 1874, 1 vol. in-8. 17 fr.

LE FORT. La chirurgie militaire et les sociétés de secours en France et à l'étranger. 1872, 1 vol. gr. in-8 avec fig. 10 fr.

LE FORT. Étude sur l'organisation de la médecine en France et à l'étranger. 1874. In-8. 3 fr.

LIEBREICH (Richard). Atlas d'ophthalmoscopie représentant l'état normal et les modifications pathologiques du fond de l'œil visibles à l'ophthalmoscope, composé de 14 planches contenant 60 figures tirées en chromolithographie, accompagnées d'un texte explicatif et dessinées d'après nature. 1870, 2ᵉ édition, 1 vol. in-folio. 30 fr

MALGAIGNE. Manuel de médecine opératoire. 8ᵉ édition, revue par M. le professeur Le Fort. 1874-77, 2 vol. grand in-18, avec figures dans le texte. 1ʳᵉ partie. Opérations générales. 7 fr.
— 2ᵉ partie. Opérations spéciales. 9 fr.

MAUNOURY et SALMON. Manuel de l'art des accouchements, à l'usage des élèves en médecine et des élèves sages-femmes. 3ᵉ édition, avec 150 figures. 1874, 1 vol. in-18. 7 fr.

NÉLATON. Éléments de pathologie chirurgicale, par M. A. Nélaton, membre de l'Institut, professeur de clinique à la Faculté de médecine, etc.
Seconde édition complétement remaniée.

Tome PREMIER, rédigé par M. le docteur Jamain, chirurgien des hôpitaux. 1 fort vol. gr. in-8. 9 fr.

Tome SECOND, rédigé par le docteur Péan, chirurgien des hôpitaux. 1 fort vol. gr. in-8, avec 288 fig. dans le texte. 13 fr.

Tome TROISIÈME, rédigé par M. le docteur Péan. 1 vol. gr. in-8. avec 134 figures. 14 fr.

Tome QUATRIÈME, rédigé par M. le docteur Péan, 1ᵉʳ fascicule. 1 vol. grand in-8, avec figures 1876. 7 fr.

PAGET (James). Leçons de clinique chirurgicale, traduites par le Dʳ L. H. Petit, précédées d'une introduction de M. le professeur Verneuil. 1 vol. grand in-8. 1877. 8 fr.

PÉAN. Leçons de clinique chirurgicale professées à l'hôpital Saint-Louis pendant les années 1874 et 1875 (1ᵉʳ semestre). 1 fort vol. in-8, avec 40 figures dans le texte et 4 planches coloriées hors texte. 20 fr.

PHILLIPS. **Traité des maladies des voies urinaires.** 1860,
1 fort vol. in-8, avec 97 fig. intercalées dans le texte.   10 fr.

SCHWEIGGER. **Leçons d'ophthalmoscopie,** traduites de l'allemand par M. le docteur Herschell, avec 3 planches lith. et des
figures dans le texte. 1868, in-8 de 144 pages.   3 fr. 50

SOELBERG-WELLS. **Traité pratique des maladies des yeux.**
1873, 1 fort vol. gr. in-8, avec fig. et pl. coloriées. Traduit de
l'anglais.   15 fr.

F. TERRIER. **De l'œsophagotomie externe.** 1871, in-8.
    3 fr. 50

F. TERRIER. **Des anévrysmes cirsoïdes.** 1872, in-8. 3 fr.

VIRCHOW. **Pathologie des tumeurs,** cours professé à l'univer-
sité de Berlin, traduit de l'allemand par le docteur Aronssohn.
Tome I, 1867, 1 vol. in-8, avec 106 figures intercalées dans le
texte.   12 fr.
Tome II, 1869, 1 vol. in-8, avec 80 fig. dans le texte.   12 fr.
Tome III, 1872, 1 vol. in-8, avec 60 fig. dans le texte.   12 fr.
Tome IV, 1876, 1er fascicule. 1 vol. in-8.   4 fr. 50

Thérapeutique. — Pharmacie. — Hygiène.

BINZ. **Abrégé de matière médicale et de thérapeutique,**
traduit de l'allemand par MM. Alquier et Courbon. 1872, 1 vol.
in-12 de 335 pages.   2 fr. 50

BOUCHARDAT. **Nouveau Formulaire magistral,** précédé
d'une Notice sur les hôpitaux de Paris, de généralités sur l'art
de formuler, suivi d'un Précis sur les eaux minérales naturelles et artificielles, d'un Mémorial thérapeutique, de Notions
sur l'emploi des contre-poisons, et sur les secours à donner aux
empoisonnés et aux asphyxiés. 1876, 20e édition, revue, corrigée, 1 vol. in-18.   3 fr. 50
Cartonné à l'anglaise.   4 fr.

BOUCHARDAT. **Formulaire vétérinaire,** contenant le mode
d'action, l'emploi et les doses des médicaments simples et composés prescrits aux animaux domestiques par les médecins vété-
rinaires français et étrangers, et suivi d'un Mémorial thérapeutique. 1862, 2e édit. 1 vol. in-18.   4 fr. 50

BOUCHARDAT. **Manuel de matière médicale, de thérapeutique comparée et de pharmacie.** 1873, 3e édition,
2 vol. gr. in-18.   16 fr.

BOUCHARDAT. **Annuaire de thérapeutique, de matière
médicale et de pharmacie pour 1877,** contenant le résumé des travaux thérapeutiques et toxicologiques publiés pendant l'année 1876, et suivi d'un Mémoire de M. Bouchardat sur
la thérapeutique étiologique. 1 vol. grand in-32.   1 fr. 50

BOUCHARDAT. **De la glycosurie ou diabète sucrée.** 1 fort
vol. in-8 1875.   15 fr.

CORNIL. **Leçons élémentaires d'hygiène privée,** rédigées
d'après le programme du ministre de l'instruction publique pour
les établissements d'instruction secondaire. 1873, 1 vol. in-18
avec figures.   2 fr. 50

DESCHAMPS (d'Avallon). **Compendium de pharmacie pratique.** Guide du pharmacien établi et de l'élève en cours d'études, comprenant un traité abrégé des sciences naturelles, une pharmacologie raisonnée et complète, des notions thérapeutiques, et un guide pour les préparations chimiques et les eaux minérales ; un abrégé de pharmacie vétérinaire, une histoire des substances médicamenteuses, etc. ; précédé d'une introduction par M. le professeur Bouchardat. 1868, 1 vol. gr. in-8 de 1160 pages environ. 20 fr.

FRÉDÉRIQ (docteur). **Hygiène populaire.** 1 vol. in-12. 4 fr.

Anatomie. — Physiologie. — Histologie.

BAGEHOT. **Lois scientifiques du développement des nations,** dans leurs rapports avec les principes de la sélection naturelle et de l'hérédité. 1875, 2ᵉ édition. 1 vol. in-8 de la *Bibliothèque scientifique internationale.* 6 fr.

BAIN (Al.). **Les sens et l'intelligence.** 1873, 1 fort vol. in-8 traduit de l'anglais, par M. E. Cazelles. 10 fr.

BÉRAUD (B.-J.). **Atlas complet d'anatomie chirurgicale topographique,** pouvant servir de complément à tous les ouvrages d'anatomie chirurgicale, composé de 100 planches représentant plus de 200 gravures dessinées d'après nature par M. Bion, et avec texte explicatif. 1865, 1 fort vol. in-4.
    Prix : fig. noires, relié. 60 fr.
    — fig. coloriées, relié. 120 fr.
    Ce bel ouvrage, auquel on a travaillé pendant sept ans, est le plus complet qui ait été publié sur ce sujet. Toutes les pièces disséquées dans l'amphithéâtre des hôpitaux ont été reproduites d'après nature par M. Bion, et ensuite gravées sur acier par les meilleurs artistes. Après l'explication de chaque planche, l'auteur a ajouté les applications à la pathologie chirurgicale, à la médecine opératoire, se rapportant à la région représentée.

BÉRAUD (J.-B.). **Atlas of surgical and topographical anatomy,** illustrated by one hundred and nine plates.
    Prix : figures noires, relié................. 60 fr.
    —— figures coloriées, relié.............. 120 fr.

BÉRAUD (B.-J.) et VELPEAU. **Manuel d'anatomie chirurgicale, générale et topographique.** 1862, 2ᵉ édit., 1 vol. in-8 de 622 pages. 7 fr.

BÉRAUD (B.-J.) et ROBIN. **Manuel de physiologie de l'homme et des principaux vertébrés.** 1856-1857, 2 vol. gr. in-18, 2ᵉ édition, entièrement refondue. 12 fr.

BERNARD (Claude). **Leçons sur les propriétés des tissus vivants** faites à la Sorbonne, rédigées par Émile Alglave, avec 64 fig. dans le texte. 1866, 1 vol. in-8. 8 fr.

BERNSTEIN. **Les sens;** 1 vol. in-8 de la *Bibliot. scient. intern.,* avec 90 fig. dans le texte. 2ᵉ édition, 1877. Cart. 6 fr.

BUCHNER (Louis). **Science et nature**, traduit de l'allemand par A. Delondre. 1866, 2 vol. in-18 de la *Bibliothèque de philosophie contemporaine*.   5 fr.

CLÉMENCEAU. **De la génération des éléments anatomiques**, précédé d'une introduction par M. le professeur Robin. 1867, in-8.   5 fr.

Conférences historiques de la Faculté de médecine faites pendant l'année 1865. (*Les chirurgiens érudits*, par M. Verneuil. — *Gui de Chauliac*, par M. Follin. — *Celse*, par M. Broca. — *Wurtzius*, par M. Trélat. — *Rioland*, par M. Le Fort. — *Leuret*, par M. Tarnier. — *Harvey*, par M. Béclard. — *Stahl*, par M. Lasègue. — *Jenner*, par M. Lorain. — *Jean de Vier*, par M. Axenfeld. — *Laennec*, par M. Chauffard. — *Sylvius*, par M. Gubler. — *Stoll*, par M. Parrot.) 1 vol. in-8.   6 fr.

CORNIL et RANVIER. **Manuel d'histologie pathologique**. 2 fort vol. grand in-18 avec de nombreuses figures dans le texte. 1869-1876.   16 fr.

D'ASSIER. **Physiologie du langage phonétique**, in-18.
                2 fr. 50

D'ASSIER. **Physiologie du langage graphique**, in-18.
                2 fr. 50

DUMONT. **Hæckel et la théorie de l'évolution en Allemagne**. 1873, 1 vol. in-18 de la *Bibliothèque de philosophie contemporaine*.   2 fr. 50

DURAND (de Gros). **Essais de physiologie philosophique**. 1866, 1 vol. in-8.   8 fr.

DURAND (de Gros). **Ontologie** et psychologie physiologique. Etudes critiques. 1871, 1 vol. in-18.   3 fr. 50

DURAND (de Gros). **Origines animales de l'homme**, éclairées par la physiologie et l'anatomie comparative. Grand in-8. 1871, avec fig.   5 fr.

FAU. **Anatomie des formes du corps humain**, à l'usage des peintres et des sculpteurs. 1866, 1 vol. in-8 avec atlas in-folio de 25 planches,
    Prix : fig. noires.   20 fr.
    — fig. coloriées.   35 fr.

GARNIER. **Dictionnaire annuel des progrès des sciences et institutions médicales**, suite et complément de tous les dictionnaires. Dixième année, 1875. 1 vol. in-12 de 600 pages. 7 fr.

HERZEN. **Physiologie de la volonté**. 1874. 1 vol. in-18 de la *Bibliothèque de philosophie contemporaine*.   2 fr. 50

JAMAIN. **Nouveau traité élémentaire d'anatomie descriptive et de préparations anatomiques**. 3ᵉ édition, 1867, 1 vol. grand in-18 de 900 pages, avec 223 fig. intercalées dans le texte.   12 fr.

JANET (Paul). **Le cerveau et la pensée**. 1869, 1 vol. in-18 de la *Bibliothèque de philosophie contemporaine*.   2 fr. 50

JOLY. **La génération spontanée.** Conférence faite à Paris le 1er mars 1865. 50 c.

LAUGEL. **Les problèmes de la vie.** 1867, 1 vol. in-18 de la *Bibliothèque de philosophie contemporaine.* 2 fr. 50

LAUGEL. **La voix, l'oreille et la musique.** 1 vol. in-18 de la *Bibliothèque de philosophie contemporaine.* 2 fr. 50

LAUGEL. **L'optique et les arts.** 1 vol. in-18 de la *Bibliothèque de philosophie contemporaine.* 2 fr. 50

LEMOINE (Albert). **Le vitalisme et l'animisme de Stahl.** 1864, 1 vol. in-18 de la *Bibliothèque de philosophie contemporaine.* 2 fr. 50

LEMOINE (Albert). **De la physionomie de la parole.** 1865, 1 vol. in-18 de la *Bibliothèque de philosophie contemporaine.* 2 fr. 50

LEYDIG. **Traité d'histologie comparée de l'homme et des animaux,** traduit de l'allemand par M. le docteur Lahillonne. 1 fort volume in-8 avec 200 figures dans le texte. 1866. 15 fr.

LONGET. **Traité de physiologie.** 3e édition, 1873. 3 forts vol. grand in-8 avec fig. 36 fr.

LONGET. **Mouvement circulaire de la matière dans les trois règnes,** tableaux comprenant un aperçu des fonctions nutritives dans les êtres organisés, avec figures coloriées ; cartonné. 1874. 7 fr.

LUYS. **Le cerveau et ses fonctions.** 1 vol. in-8 de la *Biblioth. scientif. intern.*, avec fig. Cart. 6 fr.

MAREY. **Du mouvement dans les fonctions de la vie.** 1868. 1 vol. in-8, avec 200 figures dans le texte. 10 fr.

MAREY. **La machine animale.** Locomotion terrestre et aérienne. 1877, 2e édition, 1 vol. in-8 *de la Bibliothèque scientifique internationale*, avec 115 figures dans le texte. 6 fr.

MOLESCHOTT (J.). **La circulation de la vie.** Lettres sur la physiologie en réponse aux Lettres sur la chimie de Liebig, traduit de l'allemand par M. le docteur Cazelles. 2 vol. in-18 de la *Bibliothèque de philosophie contemporaine.* 5 fr.

ONIMUS. **De la théorie dynamique de la chaleur dans les sciences biologiques.** 1866. 3 fr.

ROBIN (Ch.). **Anatomie microscopique. — Des éléments anatomiques des épithéliums.** 1868, gr. in-8. 4 fr. 50

ROBIN (Ch.). **Anatomie microscopique. — Des tissus et sécrétions.** 1869, gr. in-8 à 2 colonnes. 4 fr. 50

ROBIN (Ch.) et G. POUCHET. **Journal de l'anatomie et de la physiologie** normales et pathologiques de l'homme et des animaux, dirigé par M. le professeur Ch. Robin (de l'Institut), paraissant tous les deux mois par livraison de 7 feuilles gr. in-8, avec planches.

    Prix de l'abonnement, pour la France. 20 fr.
            —   pour l'étranger. 24 fr.

SCHIFF. **Leçons sur la physiologie de la digestion**, faites au Muséum d'histoire naturelle de Florence. 2 vol. gr. in-8. 20 fr.

TAULE. **Notions sur la nature et les propriétés de la matière organisée.** 1866. 3 fr. 50

VULPIAN. **Leçons de physiologie générale et comparée du système nerveux**, faites au Muséum d'histoire naturelle, recueillies et rédigées par M. Ernest Brémond. 1866, 1 fort vol. in-8. 10 fr.

VULPIAN. **Leçons sur l'appareil vaso-moteur** (physiologie et pathologie), 1875, 2 vol. in-8. 18 fr.

Physique. — Chimie. — Histoire naturelle.

AGASSIZ. **De l'espèce et des classifications en zoologie.** 1 vol. in-8. 5 fr.

ARCHIAC (Dr). **Leçons sur la faune quaternaire**, professées au Muséum d'histoire naturelle. 1865, 1 vol. in-8. 3 fr. 50

BERTHELOT. **La synthèse chimique.** 1 vol. in-8 de la *Biblioth. scient. intern.* Cartonné. 6 lr.

BLANCHARD. **Les métamorphoses, les mœurs et les instincts des insectes**, par M. Émile Blanchard, de l'Institut, professeur au Muséum d'histoire naturelle. 1877, 1 magnifique volume in-8 jésus, avec 160 figures intercalées dans le texte et 40 grandes planches hors texte. 2e édit. Prix, broché, 25 fr.
Relié en demi-maroquin. 30 fr.

BLANQUI. **L'éternité par les astres**, hypothèse astronomique, 1872, in-8. 2 fr.

BOCQUILLON. **Manuel d'histoire naturelle médicale.** 1871, 1 vol. in-18, avec 415 fig. dans le texte. 14 fr.

BOUCHARDAT (Gustave). **Histoire générale des matières albuminoïdes.** In-8, 1873. 2 fr. 50

COOKE et BERKELEY. **Les champignons**, avec 110 figures dans le texte. 1 vol. in-8 de la *Bibliot. scient. intern.* 6 fr.

FAIVRE. **De la variabilité de l'espèce.** 1868, 1 vol. in-18 de la *Bibliothèque de philosophie contemporaine.* 2 fr. 50

FUCHS (K.). **Les volcans et les tremblements de terre.** 1 vol. in-8 de la *Biblioth. scientif. intern.*, avec fig. dans le texte et 1 carte en couleurs. Cart. 6 fr.

GRÉHANT. **Manuel de physique médicale.** 1869, 1 volume in-18, avec 469 figures dans le texte. 7 fr.

GRÉHANT. **Tableaux d'analyse chimique** conduisant à la détermination de la base et de l'acide d'un sel inorganique isolé, avec les couleurs caractéristiques des précipités. 1862, in-4 cart. 3 fr. 50

GRIMAUX. **Chimie organique élémentaire**, leçons professées à la Faculté de médecine. 1872, 1 vol. in-18 avec figures.
5 fr.

GRIMAUX. **Chimie inorganique élémentaire.** 1 vol. in-18 avec figures.
5 fr.

GROVE. **Corrélation des sciences physiques**, traduit par M. l'abbé Moigno, avec des notes par M. Séguin aîné. 1 vol. in-8.
7 fr. 50

HARTMANN (E.-D.). **Le darwinisme**, ce qu'il y a de vrai et de faux dans cette doctrine. 1 vol. in-18 de la *Bibliothèque de philosophie contemporaine*.
2 fr. 50

HENRY (Ossian) père et fils. **Traité pratique d'analyse chimique des eaux minérales**, potables et économiques, avec leurs principales applications à l'hygiène et à l'industrie, etc. 1859, 1 vol. in-8 de 680 pages avec figures intercalées dans le texte.
12 fr.

LUBBOCK. **L'homme préhistorique**, étudié d'après les monuments et les costumes retrouvés dans les différents pays de l'Europe, suivi d'une description comparée des mœurs des sauvages modernes, traduit de l'anglais par M. Ed. Barbier, avec 256 figures intercalées dans le texte. 2ᵉ édition, 1876, suivie d'une conférence de M. P. Broca sur les *Troglodytes de la Vezère*. 1 beau vol. in-8, broché.
15 fr.
    Cartonnage riche.
18 fr.

LUBBOCK. **Les origines de la civilisation**, état primitif de l'homme et mœurs des sauvages modernes, traduit de l'anglais sur la seconde édition. 2ᵉ édition, 1877, 1 vol. in-8 avec figures et planches hors texte.
15 fr.
    Relié en demi-maroquin avec nerfs.
18 fr.

MAREY. **Du mouvement dans les fonctions de la vie.** 1868, 1 vol. in-8, avec 200 figures dans le texte.
10 fr.

MAREY. **La machine animale.** Locomotion terrestre et aérienne. 1873, 1 vol. in-8 de la *Bibliothèque scientifique internationale*, cartonné à l'anglaise.
6 fr.

PETTIGREW. **La locomotion chez les animaux**, marche, natation, avec figures. 1 vol. in-8 de la *Bibliothèque scientifique internationale*.
6 fr.

QUATREFAGES (de). **Charles Darwin et ses précurseurs français.** Étude sur le transformisme. 1870, 1 vol. in-8.
5 fr.

QUATREFAGES (de). **L'espèce humaine.** 1 vol. in-8 de la *Bibliothèque scientif. intern.*
6 fr.

RICHE. **Manuel de chimie médicale et pharmaceutique.** 1873, 2ᵉ édition, 1 vol. in-18 avec 200 fig. dans le texte.
8 fr.

SAIGEY (Émile). **Les sciences au XVIIIᵉ siècle.** La physique de Voltaire. 1873, 1 vol. in-8.
5 fr.

SAIGEY (Émile). **La physique moderne.** Essai sur l'unité des phénomènes naturels. 1868, 1 vol. in-18 de la *Bibliothèque de philosophie contemporaine*.
2 fr. 50

SAUVAGE. **Les poissons fossiles**. 1869, grand in-8 à 2 col., avec 1 planche gravée. 3 fr.50

SCHMIDT. **Descendance et darwinisme**. 1874, 1 vol. in-8 de la *Bibliothèque scientifique internationale*, cartonné. 6 fr.

SCHUTZENBERGER. **Les fermentations**, 1 vol. in-8 de la *Bibliot. scient. intern.*, avec figures dans le texte. 2e édition, 1876. Cartonné. 6 fr.

SMEE (A.). **Mon jardin**, géologie, botanique, histoire naturelle, culture. 1 magnifique vol. gr. in-8 orné de 1300 fig. et 25 pl. hors texte. Broché. 15 fr.
Cartonnage riche. 20 fr.

SPENCER (Herbert). **Classification des sciences**. 1 vol. in-18, trad. de l'anglais. 2 fr. 50

TYNDALL. **Les glaciers et les transformations de l'eau**. 1876, 1 vol. in-8 de la *Bibliothèque scientifique internationale*, cartonné à l'anglaise. 2e édit. 6 fr.

VAN BENEDEN. **Les commensaux et les parasites dans le règne animal**, avec figures, 1875, 1 vol. in-8 de la *Bibliothèque scientifique internationale*, cartonné. 6 fr.

VOGEL. **La photographie et la chimie de la lumière**. 1 vol. in-8 de la *Bibliot. scient. intern.*, orné de 95 fig. Cart. 6 fr.

BIBLIOTHÈQUE DE L'ÉTUDIANT EN MÉDECINE

COLLECTION D'OUVRAGES POUR LA PRÉPARATION AUX EXAMENS DU DOCTORAT, DU GRADE D'OFFICIER DE SANTÉ, ET AU CONCOURS DE L'EXTERNAT ET DE L'INTERNAT.

PREMIER EXAMEN.

BERTON. — GUIDE ET QUESTIONNAIRE de tous les examens de médecine et des concours de l'internat, de l'externat et de l'École pratique, avec les réponses des examinateurs eux-mêmes aux questions les plus difficiles, et suivi de grands tableaux synoptiques inédits d'anatomie et de pathologie. 1 vol. in-18, 2e édit. 3 fr. 50

BERNARD (Claude). — LEÇONS SUR LES PROPRIÉTÉS DES TISSUS VIVANTS, faites à la Sorbonne, recueillies par M. *Émile Alglave*. 1865, 1 vol. in-8, avec 90 fig. dans le texte. 8 fr.

GOUBERT. — MANUEL DE L'ART DES AUTOPSIES CADAVÉRIQUES, surtout dans ses applications à l'anatomie pathologique, précédé d'une lettre de M. le professeur *Bouillaud*. 1867, 1 vol. in-8 de 500 pages, avec 115 figures dans le texte. 6 fr.

JAMAIN. — NOUVEAU TRAITÉ ÉLÉMENTAIRE D'ANATOMIE DESCRIPTIVE ET DE PRÉPARATIONS ANATOMIQUES. 1867, 3e édition, 1 vol. grand in-18, avec 223 fig. dans le texte. 12 fr.

LONGET. — TRAITÉ DE PHYSIOLOGIE. 1873, 3 vol. 36 fr.

VULPIAN. — LEÇONS SUR LA PHYSIOLOGIE GÉNÉRALE ET COMPARÉE DU SYSTÈME NERVEUX, faites au Muséum d'histoire naturelle, recueillies par M. *Ernest Brémond*. 1 fort vol. in-8, 1866. 10 fr.

VULPIAN. — LEÇONS SUR L'APPAREIL VASO MOTEUR (physiologie et pathologie), 1875, 2 vol. in-8. 18 fr.

DEUXIÈME ET CINQUIÈME EXAMENS.

BILLROTH. — Traité de pathologie chirurgicale générale, précédé d'une introduction par M. *Verneuil*. 1 fort vol. grand in-8, avec 100 fig. dans le texte. **14 fr.**

CORNIL et RANVIER. — Manuel d'histologie pathologique, 2 v. in-18. 16 fr.

GINTRAC. — Cours théorique et pratique de pathologie interne et de thérapie médicale. 9 vol. in-8. 63 fr.
Chaque volume se vend séparément. **7 fr.**

HOUEL. — Manuel d'anatomie pathologique générale et appliquée, contenant la *description* et le *catalogue* du musée Dupuytren. 2ᵉ édition, 1862, 1 vol. grand in-18. **7 fr.**

JAMAIN. — Manuel de petite chirurgie, 5ᵉ édition refondue. 1873, 1 vol. gr. in-18, avec 450 figures. **3 fr.**

JAMAIN et TERRIER. — Manuel de pathologie et de clinique chirurgicales, tome I. 1 vol. in-18 3ᵉ éd. 8 f.

MALGAIGNE. — Manuel de médecine opératoire. 1873, 8ᵉ édition, Publiée par le prof. Le Fort, avec 744 figures.
I. *Opérations générales*. 1 v. in-18. 7 fr.
II. *Opérations spéciales*. 1 v. in-18. 9 fr.

NÉLATON. — Éléments de pathologie chirurgicale. 2ᵉ édition, 1868.
Tome premier, rédigé par le docteur *Jamain*. **9 fr.**
Tome deuxième, rédigé par le docteur *Péan*. **13 fr.**
Tome troisième, rédigé par le docteur *Péan*. 1 vol. in-8, avec fig. 14 fr.
Tome quatrième, rédigé par le docteur *Péan*. 1 vol. in-8. 1ᵉʳ fascicule. **7 fr.**

NIEMEYER. — Éléments de pathologie interne, traduits de l'allemand, annotés par M. *Cornil*. 1873, 3ᵉ édition française, 2 vol. grand in-8. **14 fr.**

PAGÉT (James). — Leçons de clinique chirurgicale. 1 vol. in-8. **8 fr.**

TARDIEU. — Manuel de pathologie et de clinique médicales. 1873, 1 fort vol. grand in-18, 4ᵉ édition. **8 fr.**

VELPEAU et BÉRAUD. — Manuel d'anatomie chirurgicale, générale et topographique. 3ᵉ édit., 1862, 1 vol. in-18 de 810 pages. **7 fr.**

TROISIÈME EXAMEN.

BOCQUILLON. — Manuel d'histoire naturelle médicale. 1871, 1 vol. gr. in-18, avec 415 fig. **14 fr.**

GRÉHANT. — Manuel de physique médicale. 1 vol. gr. in-18, avec 469 fig. dans le texte. **7 fr.**

RICHE. — Manuel de chimie médicale. 1874 ; 2ᵉ édition, 1 vol. in-18, avec 200 fig. dans le texte. **18 fr.**

GRIMAUX. — Chimie organique élémentaire, leçons professées à la Faculté de médecine. 1872, 1 vol. in-18. **4 fr. 50**

GRIMAUX. — Chimie inorganique élémentaire. Leçons professées à la Faculté de médecine. 1874. 1 vol. in-8. **5 fr.**

QUATRIÈME EXAMEN.

CORNIL. Leçons élémentaires d'hygiène privée. 1873, 1 vol. in-18 avec figures. **2 fr. 50**

BOUCHARDAT. — Manuel de matière médicale, de thérapeutique et de pharmacie. 1873, 5ᵉ édition, 2 vol. grand in-18. **16 fr.**

DESCHAMPS. — Manuel de pharmacie et art de formuler, contenant : 1° les principes élémentaires de pharmacie ; 2° des tableaux synoptiques : a, des substances médicamenteuses tirées des trois règnes, avec leurs doses et leurs modes d'administration ; b, des eaux minérales employées en médecine ; c, des substances incompatibles ; 3° les indications pratiques nécessaires pour composer de bonnes formules ; suivi d'un *Formulaire de toutes les préparations iodées* publiée jusqu'à ce jour. 1856, 1 vol. grand in-18, 19 figures. **3 fr. 50**

BINZ. — Abrégé de matière médicale et de thérapeutique, traduit de l'allemand par MM. Alquier et Courbons 1872, 1 vol. in-12 de 335 p. 2 fr. 50

CINQUIÈME EXAMEN.

MANOURY et SALMON. — Manuel de l'art des accouchements à l'usage des médecins et des sages-femmes, troisième édition, 1874, 1 vol. in-18 avec 150 figures intercalées dans le texte. **7 fr.**

REVUE MENSUELLE

DE MÉDECINE ET DE CHIRURGIE

FONDÉE ET DIRIGÉE

PAR MM.

CHARCOT
Professeur à la Faculté de médecine
de Paris.

CHAUVEAU
Directeur de l'École vétérinaire
de Lyon.

OLLIER
Ex-chirurgien en chef
de l'Hôtel-Dieu de Lyon.

PARROT
Professeur à la Faculté
de médecine de Paris.

VERNEUIL
Professeur à la Faculté
de médecine de Paris.

LÉPINE
Professeur agrégé à la Faculté
de médecine de Paris.

ET

NICAISE
Professeur agrégé à la Faculté
de médecine de Paris.

Secrétaires de la rédaction.

1re ANNÉE (1877).

Bénéficier des acquisitions dues à l'emploi de la méthode expérimentale, sans abandonner cependant la voie traditionnelle de l'observation ; essayer de devenir plus exacte en s'appropriant quelques-uns des procédés ou des instruments usités en physique et en chimie, mais en évitant l'écueil d'une fausse précision ; entrer de plain-pied dans le mouvement scientifique moderne, et toutefois ne pas rompre ses attaches avec le passé ; telle est, si nous ne nous trompons, la tendance de la Médecine de notre temps.

La *Revue mensuelle* s'efforcera de suivre cette direction.

Elle publiera :

1° Des *Travaux originaux* de pathologie générale, de pathologie et de cliniques médicale et chirurgicale, de physiologie pathologique, de pathologie expérimentale et comparée, etc. ;

2° Des *Revues critiques* ;

3° Des *Analyses critiques* des livres nouveaux et des périodiques français et étrangers.

La *Revue mensuelle de médecine et de chirurgie* paraît le 1er de chaque mois, depuis le 1er janvier 1877, par livraisons de 5 feuilles grand in-8, et formera à la fin de l'année 1 fort volume de 700 à 800 pages.

CONDITIONS DE LA SOUSCRIPTION.

Un an, pour la France. . . . . 20 fr.
— pour l'Etranger . . . . 23 fr.
La livraison. . . . . 2 fr.

Leblais.

MATÉRIALISME ET SPIRITUALISME, précédé d'une Préface par M. E. Littré. 1 vol.

Ad. Garnier.

DE LA MORALE DANS L'ANTIQUITÉ, précédé d'une Introduction par M. Prevost-Paradol. 1 vol.

Schœbel.

PHILOSOPHIE DE LA RAISON PURE. 1 vol.

Tissandier.

DES SCIENCES OCCULTES ET DU SPIRITISME. 1 vol.

J. Moleschott.

LA CIRCULATION DE LA VIE. Lettres sur la physiologie, en réponse aux Lettres sur la chimie de Liebig, trad. de l'allem. 2 vol.

Ath. Coquerel fils.

ORIGINES ET TRANSFORMATIONS DU CHRISTIANISME. 1 vol.
LA CONSCIENCE ET LA FOI. 1 vol.
HISTOIRE DU CREDO. 1 vol.

Jules Levallois.

DÉISME ET CHRISTIANISME. 1 vol.

Camille Selden.

LA MUSIQUE EN ALLEMAGNE. Étude sur Mendelssohn. 1 vol.

Fontanès.

LE CHRISTIANISME MODERNE. Étude sur Lessing. 1 vol.

Saigey.

LA PHYSIQUE MODERNE. 1 vol

Mariano.

LA PHILOSOPHIE CONTEMPORAINE EN ITALIE. 1 vol.

Stuart Mill.

AUGUSTE COMTE ET LA PHILOSOPHIE POSITIVE, trad. de l'angl. 1 vol.

Ernest Bersot.

LIBRE PHILOSOPHIE. 1 vol.

A. Réville.

HISTOIRE DU DOGME DE LA DIVINITÉ DE JÉSUS-CHRIST. 2e éd. 1 vol.

W. de Fonvielle.

L'ASTRONOMIE MODERNE. 1 vol.

C. Coignet.

LA MORALE INDÉPENDANTE. 1 vol.

E. Boutmy.

PHILOSOPHIE DE L'ARCHITECTURE EN GRÈCE. 1 vol.

Et. Vacherot.

LA SCIENCE ET LA CONSCIENCE. 1 v.

Ém. de Laveleye.

DES FORMES DE GOUVERNEMENT. 1 vol.

Herbert Spencer.

CLASSIFICATION DES SCIENCES. 1 v.
ESSAI SUR L'ÉDUCATION. 1 vol.

Gauckler.

LE BEAU ET SON HISTOIRE. 1 v.

Max Müller.

LA SCIENCE DE LA RELIGION. 1 v.

Léon Dumont.

HAECKEL ET LA THÉORIE DE L'ÉVOLUTION EN ALLEMAGNE. 1 vol.

Bertauld.

L'ORDRE SOCIAL ET L'ORDRE MORAL. 1 vol.

Th. Ribot.

PHILOSOPHIE DE SCHOPENHAUER. 1 vol.

Al. Herzen.

PHYSIOLOGIE DE LA VOLONTÉ. 1 vol.

Bentham et Grote.

LA RELIGION NATURELLE. 1 vol.

Hartmann.

LA RELIGION DE L'AVENIR. 1 vol.
LE DARWINISME. 1 vol.

Schopenhauer

LE LIBRE ARBITRE. 1 vol.

ÉDITIONS ÉTRANGÈRES

Éditions anglaises.

AUGUSTE LAUGEL. The United States during the war. In-8. 7 shill. 6 p.
ALBERT RÉVILLE. History of the doctrine the deity of Jesus-Christ. 3 sh. 6 p.
H. TAINE. Italy (Naples et Rome). 7 sh. 6 p.
H. TAINE. The Philosophy of art. 3 sh.

PAUL JANET. The Materialism of present day. 1 vol. in-18, rel. 3 shill.

Éditions allemandes.

JULES BARNI. Napoleon I. in-18. 1 thal.
PAUL JANET. Der Materialismus unserer Zeit, 1 vol. in-18. 1 thal.
H. TAINE. Philosophie der Kunst, 1 vol. in-18. 1 thal.

BIBLIOTHÈQUE DE PHILOSOPHIE CONTEMPORAINE

FORMAT IN-8.

Volumes à 5 fr., 7 fr. 50 c. et 10 fr.

JULES BARNI. **La Morale dans la démocratie.** 1 vol.   5 fr.

AGASSIZ. **De l'Espèce et des Classifications,** traduit de l'anglais par M. Vogeli. 1 vol.   5 fr.

STUART MILL. **La Philosophie de Hamilton,** traduit de l'anglais par M. Cazelles. 1 fort vol.   10 fr.

STUART MILL. **Mes Mémoires.** Histoire de ma vie et de mes idées, traduit de l'anglais par M. E. CAZELLES. 1 vol.   5 fr.

STUART MILL. **Système de logique** déductive et inductive. Exposé des principes de la preuve et des méthodes de recherche scientifique, traduit de l'anglais par M. Louis Peisse. 2 vol. 20 fr.

STUART MILL. **Essais sur la Religion,** traduits de l'anglais, par M. E. Cazelles. 1 vol.   5 fr.

DE QUATREFAGES. **Ch. Darwin et ses précurseurs français.** 1 vol.   5 fr.

HERBERT SPENCER. **Les premiers Principes.** 1 fort vol., traduits de l'anglais par M. Cazelles.   10 fr.

HERBERT SPENCER. **Principes de psychologie,** traduits de l'anglais par MM. Th. Ribot et Espinas. 2 vol.   20 fr.

HERBERT SPENCER. **Principes de biologie,** traduits par M. Cazelles. 2 vol. in-8. Tome I (1877).   10 fr.

AUGUSTE LAUGEL. **Les Problèmes** (Problèmes de la nature, problèmes de la vie, problèmes de l'âme). 1 fort vol.   7 fr. 50

ÉMILE SAIGEY. **Les Sciences au XVIII**e **siècle,** la physique de Voltaire. 1 vol.   5 fr.

PAUL JANET. **Histoire de la science politique** dans ses rapports avec la morale, 2e édition. 2 vol.   20 fr.

PAUL JANET. **Les causes finales.** 1 vol. in-8. 1876.   10 fr.

TH. RIBOT. **De l'Hérédité.** 1 vol.   10 fr.

TH. RIBOT. **La Psychologie anglaise contemporaine.** 1 vol. 2e édition. 1875.   7 fr. 50

HENRI RITTER. **Histoire de la philosophie moderne,** trad. franç. préc. d'une intr. par M. P. Challemel-Lacour, 3 vol.   20 fr.

ALF. FOUILLÉE. **La liberté et le déterminisme.** 1 vol. 7 fr. 50

DE LAVELEYE. **De la propriété et de ses formes primitives,** 1 vol.   7 fr. 50

BAIN. **La Logique inductive et déductive,** traduite de l'anglais par M. Compayré. 2 vol.   20 fr.

BAIN. **Des Sens et de l'Intelligence.** 1 vol., traduit de l'anglais par M. Cazelles.   10 fr.

BAIN. **Les émotions et la volonté.** 1 fort vol.   (*Sous presse.*)

HARTMANN. **Philosophie de l'Inconscient,** traduite de l'allemand par M. NOLEN, docteur ès lettres. 2 vol. in-8. 1877. 20 fr.

BARDOUX. **L'influence des légistes sur la société française.** 1 vol. in-8. 1876.   7 fr. 50

MATTHEW ARNOLD. **La crise religieuse.** 1 v. in-8. 1876. 7 fr. 50

LOUIS BLANC

HISTOIRE DE DIX ANS

(1830-1840)

12ᵉ ÉDITION.

5 beaux volumes in-8. . . . . **25 fr.**

Chaque volume se vend séparément, 5 fr.

ÉLIAS REGNAULT

HISTOIRE DE HUIT ANS

(1840-1848)

4ᵉ ÉDITION.

3 beaux vol. in-8. . . . . **15 fr.**

Chaque volume se vend séparément. . . . . **5 fr.**

L'*Histoire de Dix ans* et l'*Histoire de Huit ans* réunies comprennent : l'Histoire de la Révolution de 1830 et le règne de Louis-Philippe Iᵉʳ jusqu'à la Révolution de 1848.

ŒUVRES

DE

EDGAR QUINET

FORMANT 11 BEAUX VOLUMES

Chaque volume se vend séparément.

Édition in-8 . . . . **6 fr.** | Édition in-18. . . . . **3 fr. 50**

I. — Génie des Religions. — De l'origine des Dieux. (Nouvelle édition.)

II. — Les Jésuites. — L'Ultramontanisme. — Introduction à la Philosophie de l'histoire de l'Humanité, nouvelle édition, avec préface inédite.

II. — Le Christianisme et la Révolution française. Examen de la Vie de Jésus-Christ, par STRAUSS. — Philosophie de l'histoire de France. (Nouvelle édition.)

IV. — **Les Révolutions d'Italie.** (Nouvelle édition.)

V. — Marnix de Sainte-Aldegonde. — La Grèce moderne et ses rapports avec l'Antiquité.

VI. — Les Romains. — Allemagne et Italie. — Mélanges.

VII. — Ashavérus. — Les Tablettes du Juif errant.

VIII. — Prométhée. — Napoléon. — Les Esclaves.

IX. — Mes Vacances en Espagne. — De l'Histoire de la Poésie. — Des Epopées françaises inédites du XIIᵉ siècle.

X. — Histoire de mes idées. — 1815 et 1840. — Avertissement au pays. — La France et la Sainte-Alliance en Portugal. — Œuvres diverses.

XI. — L'Enseignement du peuple. — La Révolution religieuse au XIXᵉ siècle. — La Croisade romaine. — Le Panthéon. — Plébiscite et Concile. — Aux Paysans.

BIBLIOTHÈQUE UTILE
60 centimes le vol. de 190 pages

I. — **Morand**. Introduction à l'étude des Sciences physiques.
II. — **Cruveilher**. Hygiène générale. 4e édition.
III. — **Corbon**. De l'enseignement professionnel. 2e édition.
IV. — **L. Pichat**. L'Art et les Artistes en France. 3e édition.
V. — **Buchez**. Les Mérovingiens. 3e édition.
VI. — **Buchez**. Les Carlovingiens.
VII. — **F. Morin**. La France au moyen âge. 3e édition.
VIII. — **Bastide**. Luttes religieuses des premiers siècles. 3e édition.
IX. — **Bastide**. Les guerres de la Réforme. 3e édition.
X. — **E. Pelletan** Décadence de la Monarchie française. 4e édition.
XI. — **L. Brothier**. Histoire de la Terre. 4e édition.
XII. — **Sanson**. Principaux faits de la Chimie. 3e édition.
XIII. — **Turck**. Médecine populaire. 4e édition.
XIV. — **Morin**. Résumé populaire du Code civil. 2e édition.
XV. — **Filias**. L'Algérie ancienne et nouvelle. (Épuisé.)
XVI. — **A. Ott**. L'Inde et la Chine.
XVII. — **Catalan**. Notions d'Astronomie. 2e édition.
XVIII. — **Cristal**. Les Délassements du Travail.
XIX. — **Victor Meunier**. Philosophie zoologique.
XX. — **G. Jourdan**. La justice criminelle en France. 2e édition.
XXI. — **Ch. Rolland**. Histoire de la Maison d'Autriche.
XXII. — **F. Despois**. Révolution d'Angleterre. 2e édition.
XXIII. — **B. Gastineau**. Génie de la Science et de l'Industrie.
XXIV. — **H. Leneveux**. Le Budget du foyer. Economie domestique.
XXV. — **L. Combes**. La Grèce ancienne.
XXVI. — **Fréd. Lock**. Histoire de la Restauration. 2e édition.
XXVII. — **L. Brothier**. Histoire populaire de la philosophie. 2e édition.
XXVIII. — **E. Margollé**. Les phénomènes de la Mer. 3e édition.
XXIX. — **L. Collas**. Histoire de l'empire ottoman.
XXX. — **Zurcher**. Les Phénomènes de l'atmosphère. 3e édition.
XXXI. — **E. Raymond**. L'Espagne et le Portugal.
XXXII. — **Eugène Noël**. Voltaire et Rousseau. 2e édition.
XXXIII. — **A. Ott**. L'Asie occidentale et l'Egypte.
XXXIV. — **Ch. Richard**. Origine et fin des Mondes. 3e édition.
XXXV. — **Enfantin**. La vie éternelle. 2e édition.
XXXVI. — **L. Brothier**. Causeries sur la mécanique.
XXXVII. — **Alfred Doneaud**. Histoire de la Marine française.
XXXVIII. — **Fréd. Lock**. Jeanne d'Arc.
XXXIX. — **Carnot**. Révolution française. — Période de création (1789-1792).
XL. — **Carnot**. Période de conservation.
XLI. — **Zurcher et Margollé**. Télescope et Microscope.

REVUE PHILOSOPHIQUE
DE LA FRANCE ET DE L'ETRANGER
Paraissant tous les mois

DIRIGÉE PAR
TH. RIBOT
Agrégé de philosophie, Docteur ès lettres

La REVUE PHILOSOPHIQUE paraît tous les mois, depuis le 1er janvier 1876, par livraisons de 6 à 7 feuilles grand in-8, et forme ainsi à la fin de chaque année deux forts volumes d'environ 680 pages chacun.

CHAQUE NUMÉRO DE LA REVUE CONTIENT :

1° Plusieurs articles de fond ; 2° Des analyses et comptes rendus des nouveaux ouvrages philosophiques français et étrangers ; 3° Un compte rendu aussi complet que possible des *publications périodiques* de l'étranger pour tout ce qui concerne la philosophie; 4° Des notes, documents, observations, pouvant servir de matériaux ou donner lieu à des vues nouvelles.

Prix d'abonnement :

Un an, pour Paris.............................. 30 fr.
— pour les départements et l'étranger........ 33 fr.
La livraison .... 3 fr.

REVUE HISTORIQUE
Paraissant tous les trois mois

DIRIGÉE PAR MM.

GABRIEL MONOD	**GUSTAVE FAGNIEZ**
Ancien élève de l'École normale supérieure Agrégé d'histoire, Directeur-adjoint à l'École pratique des Hautes-Études	Ancien élève de l'École des Chartes Archiviste aux Archives nationales Auxiliaire de l'Institut

La REVUE HISTORIQUE paraît tous les deux mois, depuis le 1er janvier 1876, par livraisons grand in-8 de 15 feuilles, de manière à former à la fin de l'année deux beaux volumes de 900 pages chacun.

CHAQUE LIVRAISON CONTIENT :

I. Plusieurs *articles de fond*, comprenant chacun, s'il est possible, un travail complet. II. Des *Mélanges et Variétés*, composés de documents inédits d'une étendue restreinte et de courtes notices sur des points d'histoire curieux ou mal connus. III. Un *Bulletin historique* de la France et de l'étranger, fournissant des renseignements aussi complets que possible sur tout ce qui touche aux études historiques. IV. Une *analyse des publications périodiques* de la France et de l'étranger, au point de vue des études historiques. V. Des *Comptes rendus critiques* des livres d'histoire nouveaux.

Prix d'abonnement :

Un an, pour Paris .... 30 fr.
— pour les départements et l'étranger........ 33 fr.
La livraison.................................. 6 fr.

<table>
<tr><td>

REVUE
Politique et Littéraire

(Revue des cours littéraires,
2ᵉ série.)

</td><td>

REVUE
Scientifique

(Revue des cours scientifiques,
2ᵉ série.)

</td></tr>
</table>

Directeurs : MM. Eug. YUNG et Ém. ALGLAVE

La septième année de la **Revue des Cours littéraires** et de la **Revue des Cours scientifiques**, terminée à la fin de juin 1871, clôt la première série de cette publication.

La deuxième série a commencé le 1ᵉʳ juillet 1871, et depuis cette époque chacune des années de la collection commence à cette date. Des modifications importantes ont été introduites dans ces deux publications.

REVUE POLITIQUE ET LITTÉRAIRE

La *Revue politique* continue à donner une place aussi large à la littérature, à l'histoire, à la philosophie, etc., mais elle a agrandi son cadre, afin de pouvoir aborder en même temps la politique et les questions sociales. En conséquence, elle a augmenté de moitié le nombre des colonnes de chaque numéro (48 colonnes au lieu de 32).

Chacun des numéros, paraissant le samedi, contient régulièrement :

Une *Semaine politique* et une *Causerie politique* où sont appréciés, à un point de vue plus général que ne peuvent le faire les journaux quotidiens, les faits qui se produisent dans la politique intérieure de la France, discussions de l'Assemblée, etc.

Une *Causerie littéraire* où sont annoncés, analysés et jugés les ouvrages récemment parus : livres, brochures, pièces de théâtre importantes, etc.

Tous les mois la *Revue politique* publie un *Bulletin géographique* qui expose les découvertes les plus récentes et apprécie les ouvrages géographiques nouveaux de la France et de l'étranger. Nous n'avons pas besoin d'insister sur l'importance extrême qu'a prise la géographie depuis que les Allemands en ont fait un instrument de conquête et de domination.

De temps en temps une *Revue diplomatique* explique au point de vue français les événements importants survenus dans les autres pays.

On accusait avec raison les Français de ne pas observer avec assez d'attention ce qui se passe à l'étranger. La *Revue* remédie à ce défaut. Elle analyse et traduit les livres, articles, discours ou conférences qui ont pour auteurs les hommes les plus éminents des divers pays.

Comme au temps où ce recueil s'appelait *la Revue des cours littéraires* (1864-1870), il continue à publier les principales leçons du Collége de France, de la Sorbonne et des Facultés des départements.

Les ouvrages importants sont analysés, avec citations et extraits, dès le lendemain de leur apparition. En outre, la *Revue politique* publie des articles spéciaux sur toute question que recommandent à l'attention des lecteurs, soit un intérêt public, soit des recherches nouvelles.

Parmi les collaborateurs nous citerons :

Articles politiques. — MM. de Pressensé, Ch. Bigot, Ernest Duvergier de Hauranne, Anat. Dunoyer, Anatole Leroy-Beaulieu, Clamageran.

Diplomatie et pays étrangers. — MM. Van den Berg, Albert Sorel, Reynald, Léo Quesnel, Louis Leger.

Philosophie. — MM. Janet, Caro, Ch. Lévêque, Véra, Léon Dumont, Th. Ribot, E. Boutroux, Nolen, Huxley.

Morale. — MM. Ad. Franck, Laboulaye, Jules Barni, Legouvé, Bluntschli.

Philologie et archéologie. — MM. Max Müller, Eugène Benoist, L. Havet, E. Ritter, Maspéro, George Smith.

Littérature ancienne. — MM. Egger, Havet, George Perrot, Gaston Boissier, Geffroy.

Littérature française. — MM. Ch. Nisard, Lenient, L. de Loménie, Édouard Fournier, Bersier, Gidel, Jules Claretie, Paul Albert, A. Feugère.

Littérature étrangère. — MM. Mézières, Büchner, P. Stapfer.

Histoire. — MM. Alf. Maury, Littré, Alf. Rambaud, G. Monod.

Géographie, *Economie politique*. — MM. Levasseur, Himly, Gaidoz, Alglave.

Instruction publique. — Madame C. Coignet, MM. Buisson, Em. Beaussire.

Beaux-arts. — MM. Gebhart, C. Selden, Justi, Schnaase, Vischer, Ch. Bigot.

Critique littéraire. — MM. Maxime Gaucher, Paul Albert.

Ainsi la *Revue politique* embrasse tous les sujets. Elle consacre à chacun une place proportionnée à son importance. Elle est, pour ainsi dire, une image vivante, animée et fidèle de tout le mouvement contemporain.

REVUE SCIENTIFIQUE

Mettre la science à la portée de tous les gens éclairés sans l'abaisser ni la fausser, et, pour cela, exposer les grandes découvertes et les grandes théories scientifiques par leurs auteurs mêmes ;

Suivre le mouvement des idées philosophiques dans le monde savant de tous les pays,

Tel est le double but que la *Revue scientifique* poursuit depuis dix ans avec un succès qui l'a placée au premier rang des publications scientifiques d'Europe et d'Amérique.

Pour réaliser ce programme, elle devait s'adresser d'abord aux Facultés françaises et aux Universités étrangères qui comptent dans leur sein presque tous les hommes de science éminents. Mais, depuis deux années déjà, elle a élargi son cadre afin d'y faire entrer de nouvelles matières.

En laissant toujours la première place à l'enseignement supérieur proprement dit, la *Revue scientifique* ne se restreint plus désormais aux leçons et aux conférences. Elle poursuit tous les développements de la science sur le terrain économique, industriel, militaire et politique.

Elle publie les principales leçons faites au Collége de France, au Muséum d'histoire naturelle de Paris, à la Sorbonne, à l'Institution royale de Londres, dans les Facultés de France, les universités d'Allemagne, d'Angleterre, d'Italie, de Suisse, d'Amérique, et les institutions libres de tous les pays.

Elle analyse les travaux des Sociétés savantes d'Europe et d'Amérique, des Académies des sciences de Paris, Vienne, Berlin, Munich, etc., des Sociétés royales de Londres et d'Édimbourg, des Sociétés d'anthropologie, de géographie, de chimie, de botanique, de géologie, d'astronomie, de médecine, etc.

Elle expose les travaux des grands congrès scientifiques, les Associations *française*, *britannique* et *américaine*, le Congrès des naturalistes allemands, la Société helvétique des sciences naturelles, les congrès internationaux d'anthropologie préhistorique, etc.

Enfin, elle publie des articles sur les grandes questions de philosophie naturelle, les rapports de la science avec la politique, l'industrie et l'économie sociale, l'organisation scientifique des divers pays, les sciences économiques et militaires, etc.

Parmi les collaborateurs nous citerons :

Astronomie, météorologie. — MM. Le Verrier, Faye, Balfour-Stewart, Janssen, Normann Lockyer, Vogel, Laussedat, Thomson, Rayet, Secchi, Briot, A. Herschel, etc.

Physique. — MM. Helmholtz, Tyndall, Desains, Mascart, Carpenter, Gladstone, Becquerel, Cazin, Fernet, Bertin.

Chimie. — MM. Wurtz, Berthelot, H. Sainte-Claire Deville, Pasteur, Grimaux, Jungfleisch, Odling, Dumas, Troost, Peligot, Cahours, Friedel, Frankland.

Géologie. — MM. Hébert, Bleicher, Fouqué, Gaudry, Ramsay, Sterry-Hunt, Contejean, Zittel, Wallace, Lory, Lyell, Daubrée.

Zoologie. — MM. Agassiz, Darwin, Haeckel, Milne Edwards, Perrier, P. Bert, Van Beneden, Lacaze-Duthiers, Giard, A. Moreau, E. Blanchard,

Anthropologie. — MM. Broca, de Quatrefages, Darwin, de Mortillet, Virchow, Lubbock, K. Vogt.

Botanique. — MM. Baillon, Cornu, Faivre, Spring, Chatin, Van Tieghem, Duchartre.

Physiologie, anatomie. — MM. Claude Bernard, Chauveau, Charcot, Moleschott, Onimus, Ritter, Rosenthal, Wundt, Pouchet, Ch. Robin, Vulpian, Virchow, P. Bert, du Bois-Reymond, Helmholtz, Marey, Brücke.

Médecine. — MM. Chauffard, Chauveau, Cornil, Gubler, Le Fort, Verneuil, Broca, Liebreich, Lasègue, G. Sée, Bouley, Giraud-Teulon, Bouchardat, Lépine.

Sciences militaires. — MM. Laussedat, Le Fort, Abel, Jervois, Morin, Noble, Reed, Usquin, X***.

Philosophie scientifique. — MM. Alglave, Bagehot, Carpenter, Léon Dumont, Hartmann, Herbert Spencer, Lubbock, Tyndall, Gavarret, Ludwig, Ribot.

Prix d'abonnement :

Une seule Revue séparément	Six mois.	Un an.	Les deux Revues ensemble	Six mois.	Un an.
Paris	12^f	20^f	Paris	20^f	36^f
Départements.	15	25	Départements.	25	42
Étranger....	18	30	Étranger....	30	50

L'abonnement part du 1er juillet, du 1er octobre, du 1er janvier et du 1er avril de chaque année.

Chaque volume de la première série se vend : broché...... 15 fr.

relié........ 20 fr.

Chaque année de la 2e série, formant 2 vol., se vend : broché.. 20 fr.

relié.... 25 fr.

Port des volumes à la charge du destinataire.

Prix de la collection de la première série :

Prix de la collection complète de la *Revue des cours littéraires* ou de la *Revue des cours scientifiques* (1864-1870), 7 vol. in-4... 105 fr.

Prix de la collection complète des deux *Revues* prises en même temps, 14 vol. in-4................................... 182 fr.

Prix de la collection complète des deux séries :

Revue des cours littéraires et *Revue politique et littéraire*, ou *Revue des cours scientifiques* et *Revue scientifique* (décembre 1863 — janvier 1877), 18 vol. in-4 .... 215 fr.

La *Revue des cours littéraires* et la *Revue politique et littéraire*, avec la *Revue des cours scientifiques* et la *Revue scientifique*, 36 volumes in-4 .... 382 fr.

BIBLIOTHÈQUE SCIENTIFIQUE
INTERNATIONALE

La *Bibliothèque scientifique internationale* n'est pas une entreprise de librairie ordinaire. C'est une œuvre dirigée par les auteurs mêmes, en vue des intérêts de la science, pour la populariser sous toutes ses formes, et faire connaître immédiatement dans le monde entier les idées originales, les directions nouvelles, les découvertes importantes qui se font chaque jour dans tous les pays. Chaque savant exposera les idées qu'il a introduites dans la science et condensera pour ainsi dire ses doctrines les plus originales.

On pourra ainsi, sans quitter la France, assister et participer au mouvement des esprits en Angleterre, en Allemagne, en Amérique, en Italie, tout aussi bien que les savants mêmes de chacun de ces pays.

La *Bibliothèque scientifique internationale* ne comprend pas seulement des ouvrages consacrés aux sciences physiques et naturelles, elle aborde aussi les sciences morales comme la philosophie, l'histoire, la politique et l'économie sociale, la haute législation, etc.; mais les livres traitant des sujets de ce genre se rattacheront encore aux sciences naturelles, en leur empruntant les méthodes d'observation et d'expérience qui les ont rendues si fécondes depuis deux siècles.

Cette collection paraît à la fois en français, en anglais, en allemand, en russe et en italien : à Paris, chez Germer Baillière et Cie ; à Londres, chez Henry S. King et Co; à New-York, chez Appleton ; à Leipzig, chez Brockhaus ; à Saint-Pétersbourg, chez Koropchevski et Goldsmith, et à Milan, chez Dumolard frères.

EN VENTE :

VOLUMES IN-8, CARTONNÉS A L'ANGLAISE A 6 FRANCS

Les mêmes, en demi-reliure, veau. — 10 francs.

J. TYNDALL. **Les glaciers et les transformations de l'eau**, avec figures. 1 vol. in-8. 2e édition. 6 fr.

MAREY. **La machine animale**, locomotion terrestre et aérienne, avec de nombreuses figures. 1 vol. in-8. 2e édition. 6 fr.

BAGEHOT. **Lois scientifiques du développement des nations** dans leurs rapports avec les principes de la sélection naturelle et de l'hérédité. 1 vol. in-8, 2e édition. 6 fr.

BAIN. **L'esprit et le corps**. 1 vol. in-8, 2e édition. 6 fr.

PETTIGREW. **La locomotion chez les animaux**, marche, natation. 1 vol. in-8 avec figures. 6 fr.

HERBERT SPENCER. **La science sociale.** 1 vol. in-8, 3e éd. 6 fr.

VAN BENEDEN. **Les commensaux et les parasites dans le règne animal.** 1 vol. in-8, avec figures. 6 fr.

O. SCHMIDT. **La descendance de l'homme et le darwinisme.** 1 vol. in-8 avec figures, 2e édition. 6 fr.

MAUDSLEY. **Le Crime et la Folie.** 1 vol. in-8, 2e édition. 6 fr.

BALFOUR STEWART. **La conservation de l'énergie**, suivie d'une étude sur la nature de la force, par *M. P. de Saint-Robert*, avec figures. 1 vol. in-8, 2e édition. 6 fr.

DRAPER. **Les conflits de la science et de la religion.** 1 vol. in-8, 3e édition. 6 fr.

SCHUTZENBERGER. **Les fermentations.** 1 vol. in-8, avec fig. 2e édition. 6 fr.

L. DUMONT. **Théorie scientifique de la sensibilité.** 1 vol. in-8. 6 fr.

WHITNEY. **La vie du langage.** 1 vol. in-8. 2e éd. 6 fr.

COOKE et BERKELEY. **Les champignons.** 1 v. in-8, avec fig. 6 fr.

BERNSTEIN. **Les sens.** 1 vol. in-8, avec 91 figures. 2e édit. 6 fr.

BERTHELOT. **La synthèse chimique.** 1 vol. in-8, 2e édit. 6 fr.

VOGEL. **La photographie et la chimie de la lumière**, avec 95 fig. 1 vol. in-8. 6 fr.

LUYS. **Le cerveau et ses fonctions**, avec figures. 1 vol. in-8, 2e édition. 6 fr.

STANLEY JEVONS. **La monnaie et le mécanisme de l'échange.** 1 vol. in-8. 6 fr

FUCHS. **Les volcans.** 1 vol. in-8, avec figures dans le texte et une carte en couleurs. 6 fr.

GÉNÉRAL BRIALMONT. **Les camps retranchés et leur rôle dans la défense des États**, avec fig. dans le texte et 2 planches hors texte. 6 fr.

DE QUATREFAGES. **L'espèce humaine.** 1 vol. in-8. 6 fr.

BLASERNA. **Le son et la musique**, suivi d'une conférence de M. Helmoltz sur *les Causes physiologiques de l'harmonie musicale.* 1 vol. in-8, avec fig. 6 fr.

OUVRAGES SUR LE POINT DE PARAITRE :

BALBIANI. **Les Infusoires.**

BROCA. **Les primates.**

CLAUDE BERNARD. **Histoire des théories de la vie.**

É. ALGLAVE. **Les principes des constitutions politiques.**

FRIEDEL. **Les fonctions en chimie organique.**

RÉCENTES PUBLICATIONS

HISTORIQUES ET PHILOSOPHIQUES

Qui ne se trouvent pas dans les Bibliothèques.

ACOLLAS (Émile). **L'enfant né hors mariage.** 3e édition. 1872, 1 vol. in-18 de x–165 pages. 2 fr.

ACOLLAS (Émile). **Trois leçons sur le mariage.** In-8. 1 fr. 50

ACOLLAS (Émile). **L'idée du droit.** In-8. 1 fr. 50

ACOLLAS (Émile). **Nécessité de refondre l'ensemble de nos codes,** et notamment le code Napoléon, au point de vue de l'idée démocratique. 1866, 1 vol. in-8. 3 fr.

Administration départementale et communale. Lois — Décrets — Jurisprudence, conseil d'État, cour de Cassation, décisions et circulaires ministérielles, in-4. 2e éd. 15 fr.

ALAUX. **La religion progressive.** 1869, 1 vol. in-18. 3 fr. 50

AUDIFFRET-PASQUIER. **Discours devant les commissions de la réorganisation de l'armée et des marchés.** In-4. 2 fr. 50

L'art et la vie. 1867, 2 vol. in-8. 7 fr.

L'art et la vie de Stendhal. 1869, 1 fort vol. in-8. 6 fr.

BAGEHOT. **Lois scientifiques du développement des nations** dans leurs rapports avec les principes de l'hérédité et de la sélection naturelle. 1 vol. in-8 de la *Bibliothèque scientifique internationale,* cartonné à l'anglaise. 2e édit., 1876. 6 fr.

BARNI (Jules). **Napoléon Ier**, édition populaire. 1 vol in-18. 1 fr.

BARNI (Jules). **Manuel républicain.** 1872, 1 vol. in-18. 1 fr. 50

BARNI (Jules). **Les martyrs de la libre pensée,** cours professé à Genève. 1862, 1 vol. in-18. 3 fr. 50

BARTHÉLEMY SAINT-HILAIRE. **Pensées de Marc Aurèle,** traduites et annotées. 1 vol. in-18. 4 fr. 50

BARTHÉLEMY SAINT-HILAIRE. **De la Logique d'Aristote.** 2 vol. gr. in-8. 10 fr.

BARTHÉLEMY SAINT-HILAIRE. **L'École d'Alexandrie.** 1 vol. in-8. 6 fr.

BAUTAIN. **La philosophie morale.** 2 vol. in-8. 12 fr.

CH. BÉNARD. **De la Philosophie dans l'éducation classique,** 1862. 1 fort vol. in-8. 6 fr.

BERTAULD (P.-A). **Introduction à la recherche des causes premières. De la méthode.** Tome Ier, 1 vol. in-18. 3 fr. 50

BLANCHARD. **Les métamorphoses, les mœurs et les instincts des insectes,** par M. Émile BLANCHARD, de l'Institut, professeur au Muséum d'histoire naturelle. 1868, 1 magnifique volume in-8 jésus, avec 160 figures intercalées dans le texte et 40 grandes planches hors texte. 2e édition, 1877, Prix, broché. 25 fr.

Relié en demi-maroquin. 30 fr.

BLANQUI. **L'éternité par les astres,** hypothèse astronomique. 1872, in-8. 2 fr

BORELY (J.). **Nouveau système électoral, représentation proportionnelle de la majorité et des minorités.** 1870, 1 vol. in-18 de XVIII-194 pages. 2 fr. 50

BORELY. **De la justice et des juges**, projet de réforme judiciaire. 1871, 2 vol. in-8. 12 fr.

BOUCHARDAT. **Le travail**, son influence sur la santé (conférences faites aux ouvriers). 1863, 1 vol. in-18. 2 fr. 50

BERSOT. **La philosophie de Voltaire**. 1 vol. in-12. 2 fr. 50

Éd. BOURLOTON et E. ROBERT. **La Commune** et ses idées à travers l'histoire. 1872, 1 vol. in-18. 3 fr. 50

BOUILLET (Adolphe). **L'armée d'Henri V. — Les bourgeois gentilshommes de 1871**. 1 vol. in-12. 3 fr. 50

BOUILLET (Adolphe). **L'armée d'Henri V. — Les bourgeois gentilshommes**. Types nouveaux et inédits. 1 v. in-18. 2 fr. 50

BOUILLET (Adolphe). **L'armée d'Henri V. — Bourgeois gentilshommes.** — Arrière-ban de l'ordre moral, 1873-1874. 1 vol. in-18. 3 fr. 50

BOURDET (Eug.). **Vocabulaire des principaux termes de la philosophie positive**, avec notices biographiques appartenant au calendrier positiviste. 1 vol. in-18 (1875). 3 fr. 50

BOURDET (Eug). **Principe d'éducation positive**, nouvelle édition, entièrement refondue, précédée d'une préface de M. Ch. Robin. 1 vol. in-18 (1877) 3 fr. 50

BOUTMY. **Quelques observations sur la réforme de l'enseignement supérieur**. 1 brochure in-8 (1876). 75 c.

BOUTROUX. **De la contingence des lois de la nature**, in-8, 1874. 4 fr.

BOUTROUX. **De veritatibus æternis apud Cartesium**; hæc apud facultatem litterarum parisiensem disputabat. In-8. 2 fr.

CHASLES (Philarète). **Questions du temps et problèmes d'autrefois**. Pensées sur l'histoire, la vie sociale, la littérature. 1 vol. in-18, édition de luxe. 3 fr.

CHASSERIAU. **Du principe autoritaire et du principe rationnel**. 1873, 1 vol. in-18. 3 fr. 50

CLAMAGERAN. **L'Algérie**. Impressions de voyage, 1874. 1 vol. in-18 avec carte. 3 fr. 50

CLAVEL. **La morale positive**. 1873, 1 vol. in-18. 3 fr.

CLAVEL. **Les principes au XIXe siècle**. 1 v. in-18 (1877). 1 f.

COQUEREL (Charles). **Lettres d'un marin à sa famille**. 1870, 1 vol. in-18. 3 fr. 50

COQUEREL (Athanase). Voyez *Bibliot. de philosop. contemporaine.*

COQUEREL fils (Athanase). **Libres études** (religion, critique, histoire, beaux-arts). 1867, 1 vol. in-8. 5 fr.

COQUEREL fils (Athanase). **Pourquoi la France n'est-elle pas protestante?** Discours prononcé à Neuilly le 1er novembre 1866. 2e édition, in-8. 1 fr.

COQUEREL fils (Athanase). **La charité sans peur**, sermon en faveur des victimes des inondations, prêché à Paris le 18 novembre 1866. In-8. 75 c.

COQUEREL fils (Athanase). **Évangile et liberté**, discours d'ouverture des prédications protestantes libérales, prononcé le 8 avril 1868. In-8. 50 c.

COQUEREL fils (Athanase). **De l'éducation des filles**, réponse à Mgr l'évêque d'Orléans, discours prononcé le 3 mai 1868. In-8. 1 fr.

CORLIEU. **La mort des rois de France** depuis François Ier jusqu'à la Révolution française. 1 vol. in-18 en caractères elzéviriens, 1874. 3 fr. 50

Conférences de la Porte-Saint-Martin pendant le siège de Paris. Discours de MM. *Desmarets* et *de Pressensé*. — Discours de M. *Coquerel*, sur les moyens de faire durer la République. — Discours de M. *Le Berquier*, sur la Commune. — Discours de M. *E. Bersier*, sur la Commune. — Discours de M. *H. Cernuschi*, sur la Légion d'honneur. In-8. 1 fr. 25

CORNIL. **Leçons élémentaires d'hygiène**, rédigées pour l'enseignement des lycées d'après le programme de l'Académie de médecine. 1873, 1 vol. in-18 avec figures intercalées dans le texte. 2 fr. 50

Sir G. CORNEWALL LEWIS. **Histoire gouvernementale de l'Angleterre de 1770 jusqu'à 1830**, trad. de l'anglais et précédée de la vie de l'auteur, par M. Mervoyer. 1867, 1 vol. in-8 de la *Bibliothèque d'histoire contemporaine*. 7 fr.

Sir G .CORNEWALL LEWIS. **Quelle est la meilleure forme de gouvernement?** Ouvrage traduit de l'anglais, précédé d'une Étude sur la vie et les travaux de l'auteur, par M. Mervoyer, docteur ès lettres. 1867, 1 vol. in-8. 3 fr. 50

CORTAMBERT (Louis). **La religion du progrès.** 1874, 1 vol. in-18. 3 fr. 50

DAVY. **Les conventionnels de l'Eure.** Buzot, Duroy, Lindet, à travers l'histoire, 2 forts vol. in-8 (1876). 18 fr.

DAMIRON. **Mémoires pour servir à l'histoire de la philosophie au XVIIIe siècle.** 3 vol. in-8. 12 fr.

DELAVILLE. **Cours pratique d'arboriculture fruitière** pour la région du nord de la France, avec 269 fig. In-8. 6 fr.

DELBOEUF. **La psychologie comme science naturelle.** 1 vol. in-8, 1876. 2 fr. 50

DELEUZE. **Instruction pratique sur le magnétisme animal,** précédée d'une Notice sur la vie de l'auteur. 1853. 1 vol. in-12. 3 fr. 50

DELORD (Taxile). **Histoire du second empire, 1848-1870.** 6 forts volumes in-8 (1869-1875). 42 fr.
Chaque volume séparément. 7 fr.

DENFERT (colonel). **Des droits politiques des militaires.** 1874, in-8. 75 c.

DESJARDINS. **Les jésuites et l'université devant le parlement de Paris** au XVIe siècle, 1 br. in-8 (1877). 1 fr. 25

DIARD (H.). **Études sur le système pénitentiaire.** 1875, 1 vol. in-8. 1 fr. 50

DOLLFUS (Ch.). **De la nature humaine.** 1868, 1 v. in-8. 5 fr.

DOLLFUS (Charles). **Lettres philosophiques.** 3e édition. 1869, 1 vol. in-18. 3 fr. 50

DOLLFUS (Charles). **Considérations sur l'histoire.** Le monde antique. 1872, 1 vol. in-8. 7 fr. 50

DOLLFUS (Ch.). **L'âme dans les phénomènes de conscience.**
1 vol. in-18 (1876).   3 fr.
DUBOST (Antonin). **Des conditions de gouvernement en**
France. 1 vol. in-8 (1875).   7 fr. 50
DUCHASSIN de FONTBRESSON. **Essai de physiologie et de**
psychologie. 1 vol. in-18 (1874).   1 fr.
DUFAY. **Études sur la destinée.** 1 vol. in-18. 1876.   3 fr.
DUGALD-STEVART. **Éléments de la philosophie de l'esprit**
humain, traduit de l'anglais par Louis Peisse, 3 vol. in-12.
                                                  9 fr
DU POTET. **Manuel de l'étudiant magnétiseur.** Nouvelle édi-
tion. 1868, 1 vol. in-18.   3 fr. 50
DU POTET. **Traité complet de magnétisme,** cours en douze.
leçons. 1856, 3ᵉ édition, 1 vol. de 634 pages.   7 fr.
DUPUY (Paul). **Études politiques,** 1874. 1 v. in-8 de 236 pages.
                                                  3 fr. 50
DUVAL-JOUVE. **Traité de Logique,** ou essai sur la théorie de
la science, 1855. 1 vol. in-8.   6 fr.
Éléments de science sociale. Religion physique, sexuelle et
naturelle, ouvrage traduit sur la 7ᵉ édition anglaise. 1 fort vol.
in-18. 3ᵉ édition 1877.   3 fr. 50
ÉLIPHAS LÉVI. **Dogme et rituel de la haute magie.** 1861,
2ᵉ édit., 2 vol. in-8, avec 24 fig.   18 fr.
ÉLIPHAS LÉVI. **Histoire de la magie,** avec une exposition claire
et précise de ses procédés, de ses rites et de ses mystères. 1860,
1 vol. in-8, avec 90 fig.   12 fr.
ÉLIPHAS LÉVI. **La science des esprits,** révélation du dogme
secret des Kabbalistes, esprit occulte de l'Évangile, appréciation
des doctrines et des phénomènes spirites. 1865, 1 v. in-8.   7 fr.
ÉLIPHAS LÉVI. **Philosophie occulte.** Fables et symboles, avec
leur explication où sont révélés les grands secrets de la direction
du magnétisme universel et des principes fondamentaux du grand
œuvre. 1863, 1 vol. in-8.   7 fr.
FAU. **Anatomie des formes du corps humain,** à l'usage des
peintres et des sculpteurs. 1866, 1 vol. in-8 et atlas de 25 planches. 2ᵉ édition. Prix, fig. noires.   20 fr.
      Prix, figures coloriées.   35 fr.
FERRON (de). **Théorie du progrès** (Histoire de l'idée du progrès. — Vico. — Herder. — Turgot. — Condorcet. — Saint-
Simon. — Réfutation du césarisme). 1867, 2 vol. in-18.   7 fr.
FERRON (de). **La question des deux Chambres.** 1872, in-8
de 45 pages.   1 fr.
EM. FERRIÈRE. **Le darwinisme.** 1872, 1 vol. in-18.   4 fr. 50
FIAUX. **L'enseignement de la médecine en Allemagne,**
1 vol. in-8 (1877).   5 fr.
FONCIN, **Essai sur le ministère de Turgot.** 1 vol. grand
in-8 (1876).   8 fr.
FOUILLÉE (Alfred). **La philosophie de Socrate.** 2 vol. in-8.
                                                  16 fr.
FOUILLÉE (Alfred). **La philosophie de Platon.** 2 vol. in-8.
                                                  16 fr.

FOUILLÉE (Alfred). **La liberté et le déterminisme**. 1 fort vol. in-8. 7 fr. 50

FOUILLÉE (Alfred). **Platonis hippias minor sive Socratica**, 1 vol. in-8 2 fr.

FOX (W.-J.). **Des idées religieuses**. 15 conférences traduites de l'anglais. 1876. 3 fr.

FRÉDÉRIQ. **Hygiène populaire**. 1 vol. in-12. 1875. 4 fr.

FRIBOURG. **Du paupérisme parisien**, de ses progrès depuis vingt-cinq ans. 1 vol. in-18. 1 fr. 25

GÉRARD (Jules). **Maine de Biran, essai sur sa philosophie**, suivi de fragments inédits. 1 fort vol. in-8. 1876. 10 fr.

GÉRARD (Jules). **De idealismi apud Berkleium ratione et principio**; hanc thesim proponebat facultati litterarum parisiensi. In-8. 1876. 3 fr.

GUILLAUME (de Moissey). **Nouveau traité des sensations**. 2 vol. in-8 (1876). 15 fr.

HAMILTON (William). **Fragments de Philosophie**, traduits de l'anglais par Louis Peisse. 7 fr. 50

HERZEN. **Œuvres complètes**. Tome I*er*. *Récits et nouvelles*. 1874, 1 vol. in-18. 3 fr. 50

HERZEN. **De l'autre Rive**. 4° édition, traduit du russe par M. Herzen fils. 1 vol. in-18. 3 fr. 50

HERZEN. **Lettres de France et d'Italie**. 1871, in-18. 3 fr. 50

HUMBOLDT (G. de). **Essai sur les limites de l'action de l'État**, traduit de l'allemand, et précédé d'une Étude sur la vie et les travaux de l'auteur, par M. Chrétien, docteur en droit. 1867, in-18. 3 fr. 50

ISSAURAT. **Moments perdus de Pierre-Jean**, observations, pensées, rêveries antipolitiques, antimorales, antiphilosophiques, antimétaphysiques, anti tout ce qu'on voudra. 1868, 1 v. in-18. 3 fr.

ISSAURAT. **Les alarmes d'un père de famille**, suscitées, expliquées, justifiées et confirmées par lesdits faits et gestes de Mgr Dupanloup et autres. 1868, in-8. 1 fr.

JANET (Paul). **Histoire de la science politique** dans ses rapports avec la morale. 2 vol. in-8. 20 fr.

JANET (Paul). **Études sur la dialectique** dans Platon et dans Hegel. 1 vol. in-8. 6 fr.

JANET (Paul). **Œuvres philosophiques de Leibniz**. 2 vol. in-8. 16 fr.

JANET (Paul). **Essai sur le médiateur plastique de Cudworth**. 1 vol. in-8. 1 fr.

JANET (Paul). **Les causes finales**. 1 fort vol. in-8, 1876. 10 fr.

LABORDE. **Les hommes et les actes de l'insurrection de Paris** devant la psychologie morbide. Lettres à M. le docteur Moreau (de Tours). 1 vol. in-18. 2 fr. 50

LACHELIER. **Le fondement de l'induction**. 1 vol. in-8. 3 fr. 50

LACHELIER. **De natura syllogismi**; apud facultatem litterarum parisiensem hæc disputabat. 1 fr. 50

LACOMBE. **Mes droits**. 1869, 1 vol. in-12. 2 fr. 50

LAMBERT. **Hygiène de l'Égypte.** 1873, 1 vol. in-18.   2 fr. 50

LANGLOIS. **L'homme et la Révolution.** Huit études dédiées à P.-J. Proudhon. 1867. 2 vol. in-18.   7 fr.

LAUSSEDAT. **La Suisse.** Études médicales et sociales. 2e édit., 1875. 1 vol. in-18.   3 fr. 50

LAVELEYE (Em. de). **De l'avenir des peuples catholiques.** 1 brochure in-8. 21e édit. 1876.   25 c.

LAVERGNE (Bernard). **L'ultramontanisme et l'État.** 1 vol. in-8 (1875).   1 fr. 50

LE BERQUIER. **Le barreau moderne.** 1871, 2e édition, 1 vol. in-18.   3 fr. 50

LEDRU (Alphonse). **Organisation, attributions et responsabilité des conseils de surveillance des sociétés en commandite par actions** (loi du 24 juillet 1867). 1 vol. grand in-8 (1876).   3 fr. 50

LEDRU (Alphonse). **Des publicains et des Sociétés vectigaliennes.** 1 vol. grand in-8 (1876).   3 fr.

LE FORT. **La chirurgie militaire** et les Sociétés de secours en France et à l'étranger. 1873, 1 vol. gr. in-8, avec fig.   10 fr.

LE FORT. **Étude sur l'organisation de la Médecine** en France et à l'étranger. 1874, gr. in-8.   3 fr.

LEIBNIZ. **Œuvres philosophiques,** avec une Introduction et des notes par M. Paul Janet. 2 vol. in-8.   16 fr.

LEMER (Julien). **Dossier des jésuites et des libertés de l'Église gallicane.** 1 vol. in-18 (1877).   3 fr. 50

LITTRÉ. **Auguste Comte et Stuart Mill,** suivi de *Stuart Mill et la philosophie positive,* par M. G. Wyrouboff. 1867, in-8 de 86 pages.   2 fr.

LITTRÉ. **Fragments de philosophie.** 1 vol. in-8. 1876. 8 fr.

LITTRÉ. **Application de la philosophie positive** au gouvernement des Sociétés. In-8.   3 fr. 50

LORAIN (P.). **Jenner et la vaccine.** Conférence historique. 1870, broch. in-8 de 48 pages.   1 fr. 50

LORAIN (P.). **L'assistance publique.** 1871, in-4 de 56 p. 1 fr.

LUBBOCK. **L'homme préhistorique,** étudié d'après les monuments et les costumes retrouvés dans les différents pays de l'Europe, suivi d'une Description comparée des mœurs des sauvages modernes, traduit de l'anglais par M. Ed. BARBIER, 256 figures intercalées dans le texte. 1876, 2e édition, considérablement augmentée suivie d'une conférence de M. P. BROCA sur *les Troglodytes de la Vezère.* 1 beau vol. in-8, broché.   15 fr.
    Cart. riche, doré sur tranche.   18 fr.

LUBBOCK. **Les origines de la civilisation.** État primitif de l'homme et mœurs des sauvages modernes. 1877, 1 vol. grand in-8 avec figures et planches hors texte. Traduit de l'anglais par M. Ed. BARBIER. 2e édition. 1877.   15 fr.
    Relié en demi-maroquin avec nerfs.   18 fr.

MAGY. **De la science et de la nature,** essai de philosophie première. 1 vol. in-8.   6 fr.

MARAIS (Aug.). **Garibaldi et l'armée des Vosges**. 1872, 1 vol. in-18. 1 fr. 50

MAURY (Alfred). **Histoire des religions de la Grèce antique**. 3 vol. in-8. 24 fr.

MAX MULLER. **Amour allemand**. Traduit de l'allemand. 1 vol. in-18 imprimé en caractères elzéviriens. 3 fr. 50

MAZZINI. **Lettres à Daniel Stern** (1864-1872), avec une lettre autographiée. 1 v. in-18 imprimé en caractères elzéviriens. 3 fr. 50

MENIÈRE. **Cicéron médecin**, étude médico-littéraire. 1862, 1 vol. in-18. 4 fr. 50

MENIÈRE. **Les consultations de madame de Sévigné**, étude médico-littéraire. 1864, 1 vol. in-8. 3 fr.

MERVOYER. **Étude sur l'association des idées**. 1864, 1 vol. in-8. 6 fr.

MICHAUT (N.). **De l'imagination**. Etudes psychologiques. 1 vol. in-8 (1876). 5 fr.

MILSAND. **Les études classiques** et l'enseignement public. 1873, 1 vol. in-18. 3 fr. 50

MILSAND. **Le code et la liberté**. Liberté du mariage, liberté des testaments. 1865, in-8. 2 fr.

MIRON. **De la séparation du temporel et du spirituel**. 1866, in-8. 3 fr. 50

MORER. **Projet d'organisation des colléges cantonaux**, in-8 de 64 pages. 1 fr. 50

MORIN. **Du magnétisme et des sciences occultes**. 1860, 1 vol. in-8. 6 fr.

MORIN (Frédéric). **Politique et philosophie**, précédé d'une introduction de M. JULES SIMON. 1 vol. in-18. 1876. 3 fr. 50

MUNARET. **Le médecin des villes et des campagnes**. 4ᵉ édition, 1862, 1 vol. grand in-18. 4 fr. 50

NAQUET (A.). **La république radicale**. 1873, 1 vol. in-18 3 fr. 50

NOEL (Eug.). **Mémoires d'un imbécile**, avec une préface de M. LITTRÉ. 1 vol. in-18. 2ᵉ éd. 1876, en car. elzéviriens. 3 fr. 50

NOLEN (D.). **La critique de Kant et la métaphysique de Leibniz**, histoire et théorie de leurs rapports, 1 volume in-8 (1875). 6 fr.

NOLEN (D.). **Quid Leibnizius Aristoteli debuerit**. 1 br. in-8. 1 fr. 50

NOURRISSON. **Essai sur la philosophie de Bossuet**. 1 vol. in-8. 4 fr.

OGER. **Les Bonaparte** et les frontières de la France. In-18. 50 c.

OGER. **La République**. 1871, brochure in-8. 50 c.

OLLÉ-LAPRUNE. **La philosophie de Malebranche**. 2 vol. in-8. 16 fr.

PARIS (comte de). **Les associations ouvrières en Angleterre** (trades-unions). 1869, 1 vol. gr. in-8. 2 fr. 50
    Édition sur papier de Chine : broché. 12 fr.
    —   reliure de luxe. 20 fr.

PELLETAN. **La naissance d'une ville (Royan)**. 1 vol. in-18
(1876). 2 fr.
PELLETAN. **Jarousseau, le pasteur du désert**. 1 vol. in-18
en caractères elzéviriens (1877). 3 fr. 50
PETROZ (P.). **L'art et la critique en France** depuis 1822.
1 vol. in-18. 1875. 3 fr. 50
POEY (André). **Le positivisme**. 1 fort vol. in-12 (1876). 4 fr. 50
PUISSANT (Adolphe). **Erreurs et préjugés populaires**. 1873,
1 vol. in-18. 3 fr. 50
REYMOND (William). **Histoire de l'art**. 1874 , 1 vol. in-8.
5 fr.
RIBEЫf (Léonce). **Esprit de la Constitution** du 25 février 1875,
1 vol. in-18, en caractères elzéviriens. 3 fr. 50
RIBOT (Paul). **Matérialisme et spiritualisme**. 1873, in-8.
6 fr.
RIBOT (Th.). **La psychologie anglaise contemporaine**
(James Mill, Stuart Mill, Herbert Spencer, A. Bain, G. Lewes,
S. Bailey, J.-D. Morell, J. Murphy) 1875, 1 vol. in-8. 2ᵉ édit.
7 fr. 50
RIBOT (Th.). **De l'hérédité**. 1873, 1 vol. in-8. 10 fr.
RITTER (Henri). **Histoire de la philosophie moderne**, tra-
duction française précédée d'une introduction par P. Challemel-
Lacour. 3 vol. in-8. 20 fr.
RITTER (Henri). **Histoire de la philosophie ancienne**, trad.
par Tissot. 4 vol. 30 fr.
ROBERT (Edmond). **Les domestiques**, étude historique. 1 vol.
in-18, 1875. 3 fr. 50
SAINT-MARC GIRARDIN. **La chute du second Empire**.
In-4. 4 fr. 50
SALETTA. **Principe de logique positive**, ou traité de scep-
ticisme positif. Première partie (de la connaissance en général).
1 vol. gr. in-8. 3 fr. 50
SARCHI. **Examen de la doctrine de Kant**. 1872, gr. in-8. 4 fr.
SCHELLING. **Écrits philosophiques** et morceaux propres à don-
ner une idée de son système, traduits par Ch. Bénard. In-8. 9 fr.
SCHELLING. **Bruno** ou du principe divin, trad. par Husson. 1 vol.
in-8. 3 fr. 50
SCHELLING. **Idéalisme transcendental**, traduit par Grimblot.
1 vol. in-8. 7 fr. 50
SIEGFRIED (Jules). **La misère, son histoire, ses causes, ses
remèdes**, 1 vol. grand in-18 (1877). 3 fr.
SIÈREBOIS. **Autopsie de l'âme**. Identité du matérialisme et du
vrai spiritualisme. 2ᵉ édit. 1873, 1 vol. in-18. 2 fr. 50
SIÈREBOIS. **La morale** fouillée dans ses fondements. Essai d'an-
thropodicée. 1867, 1 vol. in-8. 6 fr.
SIÈREBOIS. **Psychologie réaliste**. Étude sur les éléments réels
de l'âme et de la pensée. 1 vol. in-18 (1876). 2 fr. 50
SMEE (A.). **Mon jardin**, géologie, botanique, histoire naturelle.
1876. 1 magnifique vol. gr. in-8 orné de 1300 fig. et 52 pl. hors
texte, traduit de l'anglais par M. BARBIER. 1876. Broché. 15 fr.
Cartonnage riche, doré sur tranches. 20 fr.

SOREL (ALBERT). **Le traité de Paris du 20 novembre 1815.** Leçons professées à l'École libre des sciences politiques par M. Albert Sorel, professeur d'histoire diplomatique. 1873, 1 vol. in-8. 4 fr. 50

THULIÉ. **La folie et la loi.** 1867, 2e édit., 1 vol. in-8. 3 fr. 50

THULIÉ. **La manie raisonnante du docteur Campagne.** 1870, broch. in-8 de 132 pages. 2 fr.

TIBERGHIEN. **Les commandements de l'humanité.** 1872, 1 vol. in-18. 3 fr.

TIBERGHIEN. **Enseignement et philosophie.** 1873, 1 vol. in-18. 4 fr.

TISSANDIER. **Études de Théodicée.** 1869, in-8 de 270 p. 4 fr.

TISSOT. **Principes de morale**, leur caractère rationnel et universel, leur application. Ouvrage couronné par l'Institut. 1 vol. in-8. 6 fr.

VACHEROT. **Histoire de l'École d'Alexandrie.** 3 vol. in-8. 24 fr.

VALETTE. **Cours de Code civil** professé à la Faculté de droit de Paris. Tome I, première année (Titre préliminaire — Livre premier). 1873, 1 fort vol. in-18. 8 fr.

VALMONT. **L'espion prussien.** 1872, roman traduit de l'anglais. 1 vol. in-18. 3 fr. 50

VAN DER REST. **Platon et Aristote.** Essai sur les commencements de la science politique. 1 fort vol. in-8 (1876). 10 fr.

VÉRA. **Strauss. L'ancienne et la nouvelle foi.** 1873, in-8. 6 fr.

VÉRA. **Cavour et l'Église libre dans l'État libre,** 1874, in-8. 3 fr. 50

VÉRA. **L'Hegélianisme et la philosophie.** 1 vol. in-18, 1861. 3 fr. 50

VÉRA. **Mélanges philosophiques.** 1 vol. in-8, 1862. 5 fr.

VÉRA. **Essais de philosophie hegélienne** (de la *Bibliothèque de philosophie contemporaine*). 1 vol. in-18. 2 fr. 50

VÉRA. **Platonis, Aristotelis et Hegelii de medio termino doctrina.** 1 vol. in-8. 1845. 1 fr. 50

VILLIAUMÉ. **La politique moderne,** traité complet de politique. 1873, 1 beau vol. in-8. 6 fr.

WEBER. **Histoire de la philosophie européenne.** 1871, 1 vol. in-8. 10 fr.

YUNG (EUGÈNE). **Henri IV, écrivain.** 1 vol. in-8. 1855. 5 fr.

ZIMMERMANN. **De la solitude,** des causes qui en font naitre le goût, de ses inconvénients, de ses avantages, et son influence sur les passions, l'imagination, l'esprit et le cœur, traduit de l'allemand par N. Jourdan. Nouvelle édition, 1840, in-8. 3 fr. 50

R — IMPRIMERIE E. MARTINET, RUE MIGNON, 2.